岡田

発達障害と呼ばないで

GS
幻冬舎新書
267

はじめに

「発達障害」と診断されるケースが急増している。子どもだけでなく大人でも猛烈な勢いで増えている。正式の診断を受けないまでも、「発達障害」ではないかと疑われているケースはもっと多い。ことに増加が目立っているのは、いわゆる「軽度発達障害」と呼ばれる、比較的症状の軽いケースである。だが、しばしば問題がこじれ、深刻化するのは軽症例の方だったりする。

代表的な発達障害の一つ、ＡＤＨＤ（注意欠陥／多動性障害）の児童の有病率は、わが国でも六％にも達するとされる。アメリカでは一〇％に近づき、治療のために薬を飲んでいる子どもだけで五％にものぼる。

急増率がもっと目立つのが、もう一つの発達障害である自閉症スペクトラム（広汎性《こうはんせい》発達障害とも呼ばれる）である。自閉症スペクトラムとは、自閉症を頂《いただき》とすれば、その裾野《すその》に広がる症候群の総称で、スペクトラムとは連続体という意味である。自閉症に連なる一群の症候群ということになる。この自閉症スペクトラムの有病率は、三十年ほど前までは、一万人に数人と言われていた。ところが調査が行われるたびにその数が増え、二〇〇〇年頃には、一〇〇〇人当たり七~八人と言われるようになり、さらに最近の調査では、百人に、一・四人と、ついに一%を突破している。数十倍にも増えたことになる。

発達障害は生物学的基盤によって起きる中枢神経の機能的発達の障害とされ、遺伝要因が強いことが知られている。ADHDも自閉症スペクトラムも遺伝要因が発症に寄与する割合(遺伝率と呼ぶ)はおよそ八割とされ、代表的な精神病である統合失調症の遺伝率に近い。

ところが、統合失調症は有病率が横ばいであるのに対して、発達障害は大幅に増加しているのである。遺伝要因が同じくらい強いとされるのに、どうして発達障害だけが猛烈な勢いで増えているのだろうか。これが、一つの謎となっている。

この謎に迫るのが本書の一つのテーマである。そこで、意外な事実や驚くべき事実と読者は向き合うことになるだろう。パズルのような不可解な事実を読み解いていくと、さらに意味深長な答えが浮かび上がってくることに気づかれるに違いない。

その謎に迫ることは、発達障害に関するこれまでの常識を打ち破ることであり、その陰に隠されていた本当の問題にアプローチすることでもある。そこから、問題の核心に接近することになるだろう。すなわち、子どもを育てるという生物としての原点ともいうべき営みが、今危機にさらされているという事態である。

本書で扱うもう一つの大きなテーマは、発達障害というネガティブな十字架から、障害を背負わされた子どもやその家族を解放することにある。それは発達障害という概念そのものの欠陥や矛盾を明らかにし、そうした傾向をもった子どもが秘めたる可能性を開花するために、本当は何が必要なのかを考えることでもある。

発達障害という言葉は、この十年余りで急速に広まり、一般にも認知されるようになった。それによって、適切な診断と早期の手当ての機会が得られやすくなる一方で、弊害もみられるようになっている。その一つは、過剰診断や発達障害という視点にとらわれ過ぎることのデメリットである。

本来、子どもの発達や成長というものは、一様なものではない。定型的と考えられている発達が絶対の基準というわけではない。各人の発達のプロセスは、それぞれ違いがあって当然であるし、一般に考えられている以上に、発達の仕方というものは個人差がある。男の子と女の子という性差によっても、発達の仕方はかなり違ったものになってくるし、その子のもって生まれた遺伝的形質によっても、異なるタイプの発達の仕方をする。

ところが、発達障害という考え方が行き過ぎると、平均的な、いわゆる定型発達が、本来期待される健常な発達であり、そうでない発達の仕方は、発達に問題が生じた〝障害〟であるという見方になってしまいかねない。

そうした目で見ると、定型発達からずれた子は、すべて「発達障害」に見えてくる。隠れている「発達障害」を見抜くことが、専門家の腕の見せどころであるかのような感を呈した時期もあり、競うように「発達障害」の診断が下されたのである。

「発達障害」の診断がどんどん拡大した背景には、本来の発達の仕方というものが存在するかのような思い込みに、いつのまにか多くの人がとらわれたことがあるように思える。専門家ほど、そうした思い込みにとらわれがちであった。

ところが、近年、発達についての理解が進むにつれ、その前提自体が崩れつつある。そもそも発達の仕方が違うタイプが、一定割合ずつ存在するのである。それは、どちらが優れているとか、どちらが正常かという問題ではなく、異なるタイプなのである。それは、ちょうど血液型のようなものである。それぞれはタイプであって、どれもその子の特性なのである。

それぞれタイプの異なる発達の仕方があり、異なる情報処理の特性をもち、社会性や情緒、認知、行動の面でも異なる特性を示す。どれもそれぞれの輝きをもった〝個性〟なのである。どれもメリットがあるから、長い進化のときを経て生き残ってきたのである。多数派のタイプを基準に、同じ基準を他のタイプにも適用しようとすると、それぞれのタイプの特性に過ぎないことが、〝症状〟とみなされるということが起きてしまう。むしろ必要なのは、それぞれのタイプの特性を理解し、それが活かされるように働きかけるにはどうしたらよいのかということを知ることである。それは、「非定型発達」を〝障害〟にしてしまうか、〝才能〟にするかを分けることにもなるだろう。そしてなによりも、その子が少しでも幸福な人生を歩むことを容易にしてくれるだろう。

「発達障害」は、今大きな岐路にある。「発達障害」の急増という事態が、われわれに伝えているメッセージとは何か。その意味を発見する旅に、読者とともに向かいたいと思う。その旅が終わる頃には、読者は発達障害というものについて、新たな真実を手に入れているだろう。

発達障害と呼ばないで／目次

第六章 「障害」と「才能」は背中合わせ 172

第七章　非定型発達の子を伸ばすコツ　191

第一章　「発達障害」急増の謎に迫る

増え続ける「発達障害」

「発達障害」という言葉がすっかり身近なものとなった。簡単に言えば、発達障害とは神経の発達がうまく進まないことによって生じた脳の障害で、代表的な状態としては、自閉症（スペクトラム）やADHD（注意欠陥／多動性障害）、学習障害などがある。主に遺伝子レベルの異常によって生じると考えられてきた。

昨今、その「発達障害」が急増している。

特に増加率が目立つのは、もともと頻度が少なかった自閉症スペクトラムで、この三十年間で、数十倍に有病率が上がっている。日本での児童の有病率は一％を超えている。自閉症スペクトラムとは、自閉症的な傾向を示す一群の症候群のことで、広汎性発達障害とも呼ばれる。

学習障害やADHDも、調査のたびに有病率が上がっている。最新の調査によると、日本でのADHDの有病率は五〜六％、学習障害は一〇％にものぼるとされる。

いずれも増加が目立つのは、症状自体が比較的軽度なケースで、「軽度発達障害」という言い方もされる。現場の印象として、かなり前からそうした子どもたちが増えていることが語られていたが、それが数字として裏付けられるようになっている。

「軽度発達障害」のケースでは、学校や授業にうまくなじめないという問題がしばしば起き、一方では、行動上のトラブルが起きやすくなるとともに、自己否定や孤立、不登校といった二次的な問題も生じやすい。周囲も本人も苦しむことになるのである。

その影響は、児童期だけにとどまるものではない。発達面の支障は、かなり改善するケースもある一方で、大人になってもそれをもち越していることも少なくない。それが対人関係や仕事における困難を生む原因となり、生きづらさとなる。症状そのものよりも、周囲から否定され続ける中で刻み込まれた自己否定や傷つきやすさが、その人の人生を歪《ゆが》め、困難を抱えやすくし、つまずきからの立ち直りを難しくしてしまう。実際、大人になって適応障害を起こしたり、うつになったり、ひきこもったりといったケースにも、軽度の「発達障害」が認められることが少なくない。もし、「発達障害」が増加しているとすれば、こうした困難を抱えた人が増え続けていることになる。

こうした事態を受けて、二〇〇四年に発達障害者支援法が成立し、各都道府県及び政令指定都市に発達障害者支援センターが設けられ、また、二〇〇七年からは、特別支援教育という新たな枠組みのもと、「障害のある幼児児童生徒の自立や社会参加」を支援する取り組みが行われている。

こうした取り組みは、もちろん重要なことであるが、そもそもなぜ「発達障害」がこれほどに増加し、身近な問題となっているのだろうか。

支援がいっそう効果的なものとなるためにも、なぜこれほど増えているのか、その原因を踏まえた対策が求められるはずであるが、それについては、これまで素通りされてきた。増加の原因がわかれば、もっと根本的な予防策を講じることもできるだろう。

そこで改めて向かい合うことを求められるのは、専門家たちをこの十年あまり戸惑わせ続けている一つの大きな謎である。

発達障害は、本来、生物学的要因によるものとされ、発達障害者支援法でも、「脳機能の障害」とはっきり述べられている。これまで、専門家の間で共有されてきた常識としては、遺伝要因が強く、統合失調症にも匹敵するくらい高い遺伝率をもつものとされてきたのである。

ところが、統合失調症の有病率が〇・八％くらいで横ばいか、やや減少傾向なのに対して、発達障害は、とどまる所を知らない勢いで増加し続けている。

どうしてこうしたことが起きているのだろうか。なぜ、遺伝要因が強いはずの発達障害が、これほど短期間に増え続けるのか。遺伝要因が、それほど短期間に変化するとは考えにくい。

一体、この事態は何を意味するのだろうか。

日本以外の先進国でも増加している

実は、発達障害の急増という現象は、日本だけのことではない。多くの先進国に共通してみられるのだ。たとえば、アメリカでは、自閉症と発達障害に関する大規模なモニタリング調査が、四年ごとに行われている。直近では二〇〇六年の調査結果が、二〇〇九年に公表された。

この結果を、前回の二〇〇二年に実施されたものと比べると、自閉症スペクトラムの有病率(八歳の時点)が、一〇〇〇人当たり六・〇人から九・四人と五〇%以上も増えていたのである。

その中身をもう少し詳しく見ていくと、いくつか特徴的な傾向を見出すことができる。その一つは、知的障害を伴うケースよりも伴わないケースで、増加幅が大きいということである。IQ別で比べると、七〇以下のケースは、一〇〇〇人当たり二・六人から三・五人と三五%の増加を示しているのに対して、八五以上のケースでは、一・八人から三・一人と、七〇%を超える増加率を示している。知能障害を伴わない比較的軽症のケースの増加が目立っているのである。

もう一つ注目すべきは、人種や民族の違いによって、有病率に大きな差がみられることだ。

ヒスパニック（中南米からの移民）以外の白人やアジア系で高く、次いで黒人、そして、ヒスパニックがもっとも低かった。ただし、増加率がもっとも高いのはヒスパニックで、二〇〇六年のヒスパニックの有病率は、四年前のヒスパニック以外の白人の有病率とほぼ同じである。急速に追いついてきているとも言える。

それにしても、わずか四年間で、五〇％以上も有病率が上がるというのは、異常な事態である。

アメリカ以外でも、同じような傾向が報告されている。たとえば、イギリスで一九七〇年に一万三千人余りの幼児を対象に行われた調査では、自閉症と診断されたのは五名、疑いが一名で、疑いを含めても、有病率は一〇〇〇人当たり、〇・四五人という低いものであった。だが、その後、当時の診断基準では、軽症の自閉症スペクトラムが見落とされていたことが指摘され、自閉症スペクトラムを含めた有病率としては、一〇〇〇人当たり二・五人というのが、二〇〇〇年頃までのもっとも信頼される数字であった。

ところが、二〇〇六年に出た調査では、自閉症が一〇〇〇人当たり三・九人、それ以外の自閉症スペクトラムが七・七人、自閉症スペクトラム全体の有病率は、一一・六人という結果が報告されたのである。四倍以上に増加したことになる。

二〇一一年に発表された韓国での調査結果は、さらなる驚きをもって迎えられた。何と自閉症スペクトラムの有病率が、児童一〇〇〇人当たり、二六・四人、つまり二・六％にものぼるという結果が示されたのである。これまで報告された全国民レベルの有病率としては、もっとも高いものである。この調査は、七歳及び十二歳の児童五万五千人余りを対象にしたかなり大規模なもので、信頼性も高いと考えられる。ちなみに、自閉症スペクトラムと判定されたケースのうち三分の二は、普通学級に通う児童であった。

アメリカでは十人に一人がADHD

では、「発達障害」を代表するもう一つの症候群であるＡＤＨＤについてはどうであろうか。

アメリカで二〇〇四年から二〇〇六年に行われた国民健康面接調査（National Health Interview Survey / NHIS）によると、六歳から十七歳の児童の八・四％がＡＤＨＤと診断されている。一九九七年には、有病率は三％であり、毎年平均五・五％の割合で増加していることになるという。

アメリカ疾病予防管理センターの報告でも、二〇〇三年から二〇〇七年の四年間に、ＡＤＨＤの診断を受けたことがあると親が答えた児童（四〜十七歳）の割合は、七・八％から九・五％と二割以上増えている。現在も投薬治療を受けている子どもだけでも、その割合は四・八％にものぼる。これは、日本の現状と比べても驚くべき数字だ。

不可解なのは、十五～十七歳で有病率が大幅に増加していることである。これまでの定説では、ＡＤＨＤは年齢が上がるにつれて改善するとされてきた。ところが現実には、年齢が上がると有病率が上昇する傾向がみられているのである。

これと軌を一にするように、成人のＡＤＨＤについても、大幅な増加が報告されている。二〇〇二年から二〇〇七年の五年間に、ＡＤＨＤで投薬治療を受けた成人の患者は、一〇〇〇人当たり一・二四人から四・〇二人に、三倍以上になったとされる。

もちろん、ＡＤＨＤについての認知が進んだことも大きな要因だろうが、それだけで説明できるのだろうか。

ＡＤＨＤでも、ヒスパニックで有病率が低い傾向がみられるものの、増加率は高く、後を追いかけている状況である。それもまた、診断されるケースが増えることによるものなのだろうか。それとも、実質的な有病率の違いがあるのだろうか。

このように、代表的な発達障害である自閉症スペクトラムもＡＤＨＤも、少なくとも統計上、急増している。どちらも生物学的基盤による「障害」であり、遺伝要因が強いとされてきた。実質的な増加が起きているとしたら、一体どうしてなのか。これは、今世紀に入って以降、関係者を戸惑わせてきた大きな謎であった。

その謎に迫る前に、まず、「発達障害」とは何か、基本的なことから見ていきたいと思う。

発達障害とは何か

「発達障害」という言葉が正式に使われたのは、アメリカ精神医学会の診断基準ＤＳＭ－Ⅲ《デイ・エス・エムスリー》に採り入れられた一九八〇年のことであるが、その時点では、ＡＤＨＤや精神遅滞は含まれず、今日用いられている発達障害の定義となったのは、ＤＳＭ－Ⅲの改訂版であるＤＳＭ－Ⅲ－Ｒが出た一九八七年のことである。

　現在、発達障害には、次の六つの障害が含まれる。複数の障害が合併してみられることも多い。

（１）自閉症スペクトラム（広汎性発達障害）
（２）ＡＤＨＤ（注意欠陥／多動性障害）、破壊性行動障害
（３）学習障害
（４）精神遅滞（これのみでは、通常は含めない）
（５）運動能力障害
（６）コミュニケーション障害

　ちなみに、学習障害とは、勉強ができないという意味ではなく、全般的な知能に比べて、読

み書き計算など特定領域の学習が障害されているものを言う。

運動能力障害は、協調運動の障害により、動きや手先が不器用でぎこちなく、滑らかさを欠くものである。

コミュニケーション障害とは、いわゆるコミュニケーションが苦手という意味ではなく、会話の基礎となるヒアリング、スピーキング、発音の障害を言う。

発達障害は、より正確には、「神経発達障害」と呼ぶべきものであり、実際、新しい診断基準として導入されるDSM－V《ファイブ》では、その名称が用いられる予定である。発達障害は、生物学的基盤によって起きた中枢神経の機能的発達の障害と定義される。発達障害者支援法では、「脳機能障害」という言い方をしている。

生物学的基盤とは、虐待やネグレクト、愛情不足といった心理社会的な要因から区別するための言い方で、主に遺伝子レベルの異常を指す。そのため、たとえ生まれた時点では問題がないように見えても、発達の過程がうまく進まず、年齢が上がるとともに症状が明確になっていく障害と考えられてきた。

遺伝子レベルの問題以外にも、妊娠中や出産時、及び乳幼児期に生じた器質的（組織の形態・構造上の）病変によるものも、通常含められる。実際のところ、遺伝子レベルの問題か、器質的病変によるかは、明確に区別できないことも多い。

発達障害を引き起こす遺伝子レベルの異常としては、ダウン症や脆弱X症候群（X染色体の遺伝子変異により、知的障害、自閉症などを引き起こす先天疾患）などが代表的なものであるが、それ以外にも、さまざまな遺伝子変異が知られている。しかし、大部分の遺伝子変異は、それ単独で発達障害を引き起こすことはなく、いくつかの要因が重なって初めて症状が発現する。器質的要因としては、妊娠中の母体感染、飲酒、喫煙、低栄養、仮死分娩に伴う低酸素脳症、乳幼児期の脳炎などの後遺症が代表的なものである。

つまり、元来の定義によれば、発達障害には、虐待やネグレクト、愛情不足といった心理社会的要因によるものは含めない。実際、遺伝要因によるところが大きいとされ、双生児研究によって計測された遺伝率は、知的発達や言葉の発達の遅れを伴う中核的な自閉症で約九割、アスペルガー症候群などの自閉症スペクトラムで七〜八割、ADHDの遺伝率も七〜八割とされる。これまでの研究では、遺伝的にほぼ決定された障害であり、ADHDさえも養育要因の関与はほとんどないと考えられてきたのである。

たとえば、ADHDについて、二〇〇九年に刊行された権威ある専門書でも、これまで双生児研究から求められた平均的な遺伝率が〇・七六と遺伝性の強い障害であり、きょうだい間で共有される環境要因の関与はほとんど認められず、よって養育要因の影響は小さいとされているる。そして、発達とともに早晩ADHDを発症するように、遺伝的にプログラムされているという説明がなされている。だが同時に、わかっている遺伝子レベルの影響をどう足し合わせても、これまで言われている高い遺伝率を説明できないことや、遺伝子の働きが環境要因によって左右される可能性が、最近の研究によって示されていることも書かれている。

では、学習障害はどうであろうか。大方の印象としては、遺伝要因が強いと思われるかもしれない。ところが、双生児研究の調査によると、実際には意外な結果が示されている。たとえば、代表的な学習障害である読字障害の遺伝率は、研究によってバラつきがあるものの、わずか二～五割強にとどまり、五割から八割は環境要因によるという結果が出ている。環境要因には、母親のお腹の中にいるときから現在までの、すべての環境が含まれる。たとえば、学習障害の重要な原因の一つは、妊娠中の飲酒である。また、妊娠中の喫煙や受動喫煙も学習障害のリスクを一・六倍に増やし、両方が重なるときには二・六倍になるという報告もある。子どもが守られない環境が、学習障害を生むことになる。

ちなみに、ＩＱにおける遺伝要因の寄与は七割弱である。生まれついてのものというよりも、環境によって少なくとも三割は左右されるのである。

受診する割合が高いだけなのか

女性も飲酒することが普通になり、妊娠中にも、つい飲んでしまうということが増えれば、それは学習障害の子どもが増える一つの要因となり得る。しかし、主として遺伝要因によって起きるとされてきた自閉症スペクトラムやADHDが増加しているとしたら、それはなぜなのだろうか。

一つの要因として考えられてきたのは、発達障害についての知識が普及し、診断や治療を受ける人が増えたことである。学習障害やADHDが増えたと言われ、学習障害では一割以上、ADHDでも五〜六%にのぼると言われるが、一九七〇年代でも、ADHDという診断名の前身とも言える「微細脳障害」の有病率が二割近いと推測されていたことを考えると、必ずしも増えたわけではなく、もともと潜在していたケースが診断されるようになってきたことによるとも考えられる。

これまで有病率が低かったヒスパニックで増加率が大きく、有病率がすでに高かったグループとの差が縮まっていることは、その差が、受診率や診断率の違いによることを示唆する。また、診断の適用範囲が以前よりも拡大したことも、診断される人の数を押し上げていることは間違いない。

たとえば、先に述べたようにイギリスで一九七〇年に行われた調査では、自閉症の有病率はわずか〇・〇四五%とされたが、今日の診断基準で見なおしてみると、〇・三八%と、八倍以上になったのである（Heussler, 2001）。

だが、そうした要因を差し引いても、正味の増加が起きているのではないかと、多くの人が考えるようになっている。

たとえば、その根拠の一つとして、元来診断率が高く、見逃されにくい知的障害を伴う自閉症スペクトラムのケースでも、四年間で三五%もの増加がみられていることがある。診断基準の拡大による影響を差し引いても、なおかつ埋めがたい差がある。イギリスの場合、この三十年ほどで自閉症スペクトラムの有病率が、三倍程度には増えていることが示唆されている。

一方、ADHDについては、もともと有病率が高い、社会経済的に恵まれない階層で増加率が大きいことが、正味の増加を示す一つの根拠として挙げられるだろう。通常、診断率の問題による場合は、有病率が低かったグループで増加率が大きくなる傾向がみられるからだ。この点については、後ほどもう少し詳しく触れることにしよう。また、ADHDについて特筆すべき点は、年齢が上がるにつれて多動や衝動性が改善されるはずが、十代後半になっても改善するどころか悪化するケースが増え、有病率が上がっていることである。この事実は、診断率の問題からだけでは説明が難しく、後天的な要因によって症状が悪化するケースが増えている可能性を示している。

このように、診断率の問題とは別に、やはり正味の増加が起きているのではないかと考えられるのである。では、なぜ増加しているのだろうか。

途上国では発達障害は極めて稀

そのことに関連して、さらに謎を深める報告が、二〇〇四年イスラエルの研究者によってなされた。

ご存じのように、イスラエルは移民の国であり、世界各地からユダヤ人が移住して作られたという歴史をもっている。多くはヨーロッパからの移民であったが、アフリカなどの途上国からの移民も少なくない。出身地によって、発達障害の有病率に違いが生じるだろうか。

出身地ごとに、広汎性発達障害（自閉症スペクトラム）と診断された子どもの割合（有病率）を調べたところ、その結果は驚くべきものであった。イスラエルで生まれ育った子どもでの有病率は、一〇〇〇人当たり〇・九〇人であったのに対して、エチオピアで生まれてイスラエルにやってきた子どもでは、一人も広汎性発達障害の子どもがいなかったのである。また、エチオピア以外の国（主に途上国）からやってきた子どもでも、有病率は〇・五三人と低い値を示した。

ところが、同じエチオピアの出身でも、イスラエルで生まれ育った場合には、〇・八三人と、ヨーロッパ系などの出身者とあまり変わらない値となったのである。

この結果は、遺伝要因が大きいとされる自閉症スペクトラムでも、意外に環境要因の関与が大きいことをうかがわせるものである。そして、その環境要因は、近代的な生活様式と関係したものであると考えられる。

四年ごとにアメリカで行われている自閉症と発達障害に関する調査の結果を思い出していただきたい。有病率は、ヒスパニック系で低く、ヒスパニック系以外の白人で高かった。その要因の一部は、診断率の差によると考えられるが、もう一つの要因として、ヒスパニック系の人々では、元来自閉症スペクトラムの有病率が低く、アメリカでのライフスタイルになじむにつれて、有病率が上昇しているのではないかという可能性が浮かび上がるのである。

ヒスパニック系で、なぜ自閉症の有病率が低いのかという謎に迫った研究（Palmer et al., 2010）によると、受診率や診断率の違いからだけではその差を説明することは難しく、民族的・文化的な違いにより有病率自体が低い可能性があるとされている。

同じヒスパニック系の子どもでも、両親が移住してきた移民一世か、アメリカで生まれ育ったかによって、有病率がまったく違うこともわかっている。親が移民一世である子の有病率は、〇・三％だったのに対して、親がアメリカで生まれ育った場合には、その子どもの有病率は二％を超え、ヒスパニック以外の白人より高くなったのである。

では、そもそもヒスパニック系の母国での有病率はどうなのかという疑問が湧くであろう。

最近ブラジルで行われた調査によると、自閉症スペクトラムの有病率は、〇・二七％という結果で、親が移民一世の子どもとほぼ同じ値である。

これらのデータは、途上地域では自閉症スペクトラムの有病率が低く、先進国での生活によって、それが上昇する可能性を示していると言えるだろう。

否定された水銀説

では、アメリカやイスラエルの近代的な生活様式と結びついた環境要因とは、何だろうか。

そうした疑問が渦巻く中で、自閉症スペクトラムを中心とする発達障害全般の増加に関与しているのではないかと言われたのが、重金属、中でも水銀の影響である。

自閉症児では、髪の毛などに健常児よりも高濃度の水銀が認められることが知られていた。何らかの関連があるのではないかという疑念がささやかれたものの、明白な因果関係はわからなかった。ところが一九九八年、イギリスの医学雑誌ランセットに、三種混合ワクチンと腸炎や自閉症との関連を認めたというウェークフィールドの論文が掲載され、一気に関心が高まることとなる。ワクチンには防腐剤として微量の水銀化合物チメロサールが広く使われていたのである。イギリスやアメリカでは訴訟にまで発展した。

だが、その後、さらに研究が進められる中で、関連を否定する結果が相次いで発表され、専門家の間では否定的な見解が一般的となっている。訴訟も、一つのケースを除いて、請求棄却が続いている。

因果関係を認定されたケースは、一歳半まで正常に発達していた少女が、九種類のワクチンを一度に投与された後、目を合わさない、呼んでも声の方に反応しない、話していた言葉を喋らなくなる、周囲の人とかかわろうとしない、といった自閉症特有の症状を急激に呈するようになった。また、不眠や絶えず泣き叫ぶ、蛍光灯の光ばかり繰り返し見るといった症状もみられた。

ワクチン投与から七カ月後、小児神経科医の権威アンドリュー・ツィンマーマン博士によって、「正常発達後に出現した、自閉症スペクトラムと一致した症状を伴う退行性脳症」と診断され、通常の診断基準に照らし合わせると、自閉症の診断に該当するとされた。

今もなお、否定的な結果と肯定的な結果の研究論文が、毎年どちらも数本ずつは報告されている。薬剤メーカーの利害やそれを認可した政府の責任問題もからみ、問題は単純ではない。

水銀説によると、自閉症スペクトラムの子どもでは、水銀によって直接中枢神経系の発達が障害されるだけでなく、男性ホルモンの代謝が阻害され、超男性化症状を引き起こすとされる。さらに、水銀は、水銀の排出能力の低下を引き起こすことで悪循環を招くという。

水銀暴露《ばくろ》（水銀を摂取したり接触する機会）が多い地域では、自閉症の有病率が高く、また、水銀暴露の増加と自閉症の有病率の増加は高い相関を示すことも、その根拠とされる。

それに対して、関与を否定する側は、ワクチンに水銀が使われなくなってからも、自閉症スペクトラムと診断される子どもが増え続けていることを反証の根拠としている。たとえば、横浜市では、チメロサールを使ったワクチンの使用を中止した後も、自閉症スペクトラムの有病率は増加している。

そもそも自閉症スペクトラムの原因は単一ではなく、複数の原因が関係した症候群である。ごく一部にしても、原因や悪化要因となるケースがあるのかもしれない。しかし、全体的に見れば、増加への関与は無視できるほど小さいということになるのだろう。アメリカ政府も因果関係を否定しつつも、幼児に対しては水銀化合物チメロサールを含んだワクチンを控えるように勧告している。

水銀以外にも、水道管などに使われていた鉛などとの因果関係が疑われたが、否定的な結論が出ている。ただ、統計学的に因果関係を裏付けることができないという意味なので、すべてのケースに無関係で、まったく安全だということではない。

超男性脳仮説と性ホルモン

もう一つの可能性として指摘され、現在も検証が進められているのが、胎生期のホルモン・レベルの影響である。自閉症スペクトラムは、男児に四〜五倍多く、男性ホルモンが関係しているのではないかという仮説が古くからあった。自閉症スペクトラムの女性では、初潮の開始が遅いことや月経周期の乱れや遅れが多く、多嚢胞性《たのうほうせい》卵巣という病気にかかりやすいことなども知られていた。これらはいずれも、体内の男性ホルモンの濃度が高いと起きやすい。逆に、自閉症スペクトラムの男性では、性器の発達がよく、性欲が強いことも、経験的に知られていた。

女性にも男性ホルモンがあることを意外に思われるかもしれないが、実は、女性ホルモンは、もともと男性ホルモンから作られる。男性ホルモンから女性ホルモンへ転換する酵素がうまく働かないと、女性においても男性ホルモンが過剰になるということが起きる。この転換にかかわる酵素の一つがアロマターゼで、自閉症では、脳でのアロマターゼの活性が低下していることが報告されている。

そして、脳の性差を生み出しているのが、胎生期にどれくらい男性ホルモンを浴びたかである。口下手で、論理的で、空間認知に強い男性脳と、社交的で、共感的で、方向音痴な女性脳といった違いは有名であるが、さらに高レベルのテストステロン（もっとも強力な男性ホルモン）を浴びた結果、超男性脳となったのが自閉症スペクトラムではないかというのが、自閉症の超男性脳仮説である。

それを裏付けるために、胎生期に羊水を採取して、テストステロンの濃度を調べると、テストステロン濃度が高いケースでは、生まれてからアイコンタクトが乏しく、言葉や共感性、社会性の面での発達が遅く、物事をシステム化することに強い関心を向ける傾向がみられた。こうした傾向は自閉症スペクトラムの特徴と一致する。

胎生期テストステロンは、男児では精巣から分泌され、女児では、副腎から分泌される男性ホルモンが、胎盤で代謝されて作られる。胎盤には豊富なアロマターゼがあり、通常は、女性ホルモンに転換され、バランスが保たれている。ところが、ストレスや母体のホルモン状態、性ホルモンを攪乱《かくらん》させる物質（いわゆる環境ホルモン）の影響により、テストステロンの高い状態や逆に低い状態が生じると考えられる。遺伝子レベルの要因でアロマターゼの働きが低下しているところに、ストレスやホルモンの影響が加わると、さらにバランスが崩れて神経発達に影響を及ぼすと考えられる。

性ホルモンを攪乱する以外にも、神経発達にダメージを与える危険性のある化学物質や医薬品が数多く存在する。身近な物の一つはＰＣＢ（ポリ塩化ビフェニル）であり、汚染された湖の魚を食べて発達障害の子どもが生まれたケースが知られている。もっと多くの女性や子どもがかかわる問題として、製造方法によって女性の生理用品やオムツに微量ながら残留する危険性が指摘されている。生活環境に溢《あふ》れている化学物質や医薬品が、トータルとしてリスクを押し上げている可能性があるが、明確な因果関係はわかっていない。

初婚年齢の上昇と低体重児の増加

そうした中、発達障害の無視できない原因として浮かび上がっているのが、親の年齢の上昇と低体重児の増加である。ご存じのように、一九七〇年代から、徐々に晩婚化が進み、この三十年あまりの間に、初婚年齢が男性では三歳、女性では四・五歳上がっている。それに合わせて、親となる年齢も上がることになる。

ダウン症の子どもが生まれるリスクは、母親の年齢が三十五歳を過ぎると、急速に増大することが知られているが、この傾向は、ダウン症ほど顕著ではないものの、自閉症スペクトラムにも当てはまることがわかってきている。しかも、母親だけでなく父親の年齢も関係する。母親が三十五歳以下でも、父親の年齢とともに、自閉症スペクトラムのリスクは上昇する。親の年齢が三十五〜三十九歳では、三十五歳未満に比べてリスクが二一％上昇し、四十歳以上では、六五％上昇するとの結果が示されている。

また、低体重で生まれた子には、自閉症スペクトラムの有病率が高いことも知られている。ある研究では、二〇〇〇グラム未満で生まれた子どもでは、二十一歳の時点で自閉症スペクトラムの有病率を五％と推定している。これは、児童一般での有病率のおよそ五倍である。

晩婚化による高齢出産の増加は、低体重児を増やす要因となる。また、若い母親でも、やせ願望や摂食障害をもつ女性が増え、妊娠中も体重増加を嫌い、低体重で生まれる子どもが増える一因となっている。

早産や低体重は、ADHDのリスク要因でもある。二五〇〇グラム未満ではリスクが一・五倍に、一五〇〇グラム以下では、二・一倍になるとの報告もある。一方、親の年齢に関しては、自閉症スペクトラムの場合とは異なり、母親の年齢が低過ぎることがリスクを高めるとされる。これは、生理的なレベルの影響というよりも、母親としての心の準備や社会経済的に不利な状況により適切な養育が行えないことによる影響と考えられる。

ADHDの場合には、それ以外にも、妊娠中の喫煙やひとり親家庭、母親のうつ、父親の非行犯罪歴などがリスクを高めるとされるが、これらは養育環境の要因とも結びついたものであることが容易に想像できる。ADHDや学習障害は、妊娠中を含む養育環境の影響を受けやすいのである。

それでも、長く専門家を支配してきた〝常識〟としては、ADHDでさえも、遺伝要因が強い「遺伝性の障害」であるというのが一般的であり、環境要因は軽視されてきた。ましてや、自閉症や自閉症スペクトラムともなると、それは、ほとんど一〇〇％、遺伝要因によって起きるものとみなされてきたのである。

再浮上する養育環境の影響

ところが、一九九九年にイギリスのマイケル・ラターらが衝撃的な報告をする。一九八九年ルーマニアではチャウシェスク政権の崩壊により、経済的な大混乱と食糧難が起きたが、チャウシェスク政権は人口を倍増させるというスローガンのもと、堕胎や離婚を禁じ、子沢山を推し進めるという政策を行っていた。政権崩壊後の経済危機により育児放棄する親が急増し、大量の孤児が生まれることになった。超過収容の孤児院には、満足な世話も受けられない孤児が溢れ、海外に養子として引き取られるケースも多かった。

ラターたちが養子としてルーマニアからイギリスに渡った百十一人の子どもを調べたところ、四歳の時点で六％の子どもに、常同行動（同じ行動を繰り返すこと）や行動の切り替えの困難、言語的能力の乏しさ、他者と親密になろうとする欲求の乏しさ、他者の気持ちや自分の気持ちを理解することへの関心の乏しさや困難など自閉症とそっくりの症状が認められ、通常の自閉症と区別がつかない状態であったという。

さらに六％の子どもに、もう少し軽度であるが、対人接触を避け、一人で行動することを好むなどの自閉症的傾向が認められた。自閉症様の症状を呈した子どもたちは、そうでない子どもに比べて、早くから長く施設で暮らしており、また、知的発達にもより深刻な障害が認められた。

ただ、通常の自閉症と大きく異なる点は、二年後の六歳の時点でもう一度調べると、症状に改善がみられていたことである。ことに、二歳になる前に養父母に引き取られた場合には改善が顕著であった。また、自閉症では頭囲が大きい傾向があり、また男子に四倍以上多いが、この元孤児たちにみられる自閉症様状態では、頭囲は正常で、男女比は同じという点も、通常の自閉症とは異なっていた。

比較のために、イギリス国内で生まれ、生後六カ月以内に養子となった他の五十二例の子どもを調べたところ、自閉症様の症状は認められなかった。

この調査結果は、養育の問題が、自閉症と酷似した状態を引き起こし得ることを教えるものであり、それまで、ほぼ一〇〇％遺伝要因によって起きると考えられていた〝常識〟を見直すきっかけとなった。症状による区別は難しかったのだが、本来の自閉症との大きな違いは、養育環境次第で回復がみられるという点であった。

その後、施設で育った子どもには、自閉症類似状態のみならず、ＡＤＨＤや破壊性行動障害、学習障害などの発達障害が高頻度にみられるという報告がなされた。ルーマニアの孤児たちの数は百万人を超えるとも言われたが、施設で暮らす孤児たちのおよそ六割に、知能や運動機能の発達の遅れといった「発達障害」が認められたのである。遺伝的要因が強いと考えられてきた発達障害だったが、養育環境の影響も無視できないということが再認識されるようになったのだ。

実を言えば、こうしたことは、半世紀も前に知られていることであった。ところが、遺伝子信仰が強まる中で、専門家たちは、自分たちの理論に反する不都合な事実を、すっかり忘れてしまっていたのである。

子どもの発達を妨げたのは

第二次世界大戦の悲劇は、多くの孤児を生んだが、イギリスの精神科医ルネ・スピッツは、施設で暮らす孤児たちを調査し、その状態を記録フィルムに収めた。スピッツが記録した子どもたちは、人との接触を求めようとせず、自分の殻に閉じこもり、ぼんやりと虚空を見つめたまま体を揺すったり、ぐるぐる同じところを回り続けたり、じっと横たわったまま動かなかったり、自分を傷つけるような行動を繰り返した。当時は、自閉症という診断概念さえなかったが、もしその概念が知られていれば、スピッツは、その状態が自閉症にそっくりだということに気づいたことだろう。孤児たちは、十分な栄養が与えられている場合でも、成長の遅れや高い死亡率を示し、三分の一の子どもが育たずに亡くなっていたという。

施設で育てられる子どもに特徴的な状態をスピッツは、「ホスピタリズム（施設病）」と名付けた（Spitz, 1945）。栄養が足りていても、かかわりの欠如は、心理的、情緒的な発達の遅れだけでなく、身体の成長の遅れをもたらすことが知られるようになった。

だが、なぜ、施設で子どもはうまく育たないのだろう。栄養が十分与えられている場合でも、発達の問題や高い死亡率を示すという結果になってしまうのだろう。

その問題に、スピッツは一つの明確な答えを出したが、そのヒントとなったのは、刑務所の育児室で育った子どもとの比較である。

奇妙なことに、刑務所の育児室で育てられた子どもの方が、ずっと問題が少なかったのだ。環境的には孤児院の方が恵まれていたにもかかわらず、刑務所の育児室で育った子どもは死亡することもなく、ほぼ健康に発達していた。違いを生み出す原因は一つしか考えられなかった。刑務所の子どもは、母親の手で育てられていたのである。

母親の世話や愛情が子どもの発達にとって不可欠なものだということが改めてわかったのだが、スピッツの発見に隠された真の意味が理解されるのには、さらに長い年月を要することになる。

この問題に取り組み、その本質的な意味を解き明かすことになったのは、同じくイギリスの精神科医ジョン・ボウルビィである。彼もまた戦災孤児や疎開児童を対象にした研究に取り組み、第二次世界大戦後、WHOが戦災遺児に関する大がかりな調査を行ったとき、それを委託されることとなる。一九五一年に発刊された報告書の中で、ボウルビィは、「母性愛剝奪《はくだつ》(maternal deprivation)」という言葉を用いて、母親から離された子どもたちに起きた問題を説明するとともに、その深刻な影響について警鐘を鳴らした。その報告書は、施設での養育方法を見直す大きなきっかけとなった。

さらに、ボウルビィは、一九五八年の論文『幼児の母親に対する結びつきの性質』において、初めて「愛着（attachment）」という言葉を用いて、その特異な結びつきを表した。ボウルビィは、それまでの精神分析の理論が、母子の結びつきを、空腹といった生理的欲求を満たしてもらうことから二次的に生じるとしていたことに異議を唱え、むしろ乳児は母親との接触を維持しようとする本能的な欲求をもっていると論じたのである。そして、母親にくっついたり、後を追いかけたりする「愛着行動」の根底には、接触を維持しようとする欲求があるとしたのである。

ボウルビィは、一九六九年から一九八〇年にかけて出版された『母子関係の理論』（原題は、『愛着と喪失』）で、愛着理論を完成させる。愛着という現象の特異な点は、その選択性にあった。選ばれた存在に対してだけ、愛着行動がみられ、それ以外の対象に対しては、むしろ愛着行動は抑えられるのである。その特別な絆《きずな》こそが、愛着の本質であった。

愛着障害と発達障害が混同されている

奇《く》しくも一九七〇年代頃から、一般の家庭で育った子どもでも、虐待やネグレクト（育児放棄）を受けた場合には、特有の対人関係の障害がみられることが知られるようになり、再びこの問題は脚光を浴びる。虐待やネグレクトを受けた子どもたちは、施設で育った子どもたちに似て、誰にも懐《なつ》かず、心の殻に閉じこもるか、逆に誰にでも馴れ馴れしく甘え、しがみつこうとした。

こうした状態は、まさに特定の愛着対象との結びつきが損なわれた状態であり、「反応性愛着障害」と呼ばれた。この診断名は、一九八〇年にアメリカ精神医学会の診断基準ＤＳＭ－Ⅲに正式採用された。前者の誰にも懐かないタイプを「抑制性愛着障害」、後者の見境なく懐くタイプを「脱抑制性愛着障害」として区別した。

さらには、不安定な愛着の問題は、虐待を受けたり施設で育った特別な子どもたちに限ったことではないことがわかってくる。明白な虐待やネグレクトがない場合でも、かなりの子どもに、不安定な愛着がみられ、問題を抱えたケースが少なくなかったのである。約三分の一の子どもが不安定な愛着パターンを示すのである。さらには、成人でも、同じくらいの割合の人が、不安定な愛着スタイル（確立されたその人特有の愛着パターン）を示すことも知られるようになる。

しかも、愛着はその後の発達の土台となるため、愛着が不安定な人では、発達の問題もみられやすく、対人関係のみならず、社会的、情動的、行動的、認知的発達やストレス耐性に支障を抱えやすいことも明らかとなり、愛着は、遺伝要因による発達の問題に匹敵する影響を及ぼしていることがわかってきたのである。

問題を複雑にしたのは、愛着の問題は、養育要因によって生じるにもかかわらず、あたかも生まれもって遺伝要因で生じた問題のように見えてしまうことが少なくないことである。つまり、主に遺伝要因によって起きた発達障害と似た症状を呈することもある。ルーマニアの孤児たちに起きたことは、決してわれわれと無縁な話ではなかったのだ。

もちろん、主に遺伝要因による本来の発達障害は、より症状が重かったり、回復が困難であったり、症状に微妙な違いがあったりするのだが、診断の適用範囲が拡大し、より軽症のものにも「発達障害」の診断がつけられる中で、本来の発達障害というより愛着障害によって生じたものまでもが、「発達障害」という診断に混入し始めたのである。こうして「発達障害」と愛着障害の混同が一部で起き始めた。それが、その後のさまざまな誤解を生むことにもなった。

養育環境は無視できない

このように胎児期から乳幼児期までの養育環境が発達に影響するだけでなく、愛着障害を介して、発達に支障を生じるということもわかってきた。発達障害の遺伝的関与は七〜八割であるが、愛着障害の遺伝的関与は無視できるほど小さいか、せいぜい二割五分程度とされる。本来の意味での発達障害において、養育要因の影響は非常に小さいのに対して、発達障害に似た愛着障害の場合は、養育環境の影響が非常に大きいということになる。

つまり、本来の発達障害で調べれば、それは遺伝要因の強い障害ということになるのだが、そこに、愛着障害などの養育要因から二次的に生じた発達障害類似状態が混入した状況で調べると、当然、遺伝要因の関与は思ったほど高くないという結果になる。

実際、以前に行われた研究と、最近の研究で比べると、遺伝要因の関与は徐々に下がってきている。たとえば、ADHDでは、以前は八割程度の遺伝率があるとされてきたが、最近の研究では、六割～七割五分と低い値が示されており、それよりも小さい結果も出ている。ことに大人のADHDでは、遺伝要因の関与は三～四割という報告もある。

自閉症スペクトラムについても同様の傾向がみられ、ごく最近行われたスタンフォード大学の研究者らによる双生児研究（Casey et al., 2012）によると、求められた遺伝率は四割以下であり、原因の五五%は双生児間で共有された環境要因によって説明されるという驚くべき結果を報告している。「共有された環境」とは、通常、養育環境を意味するが、そこには、親の養育スタイルだけでなく、生活環境の問題もすべて含められる。

これらの結果は、以前よりも環境要因の重要性が見直され、遺伝子一辺倒でなくなってきているという新たな流れを反映したものだと言えるが、同時に、そこには本来の発達障害とは異なる、養育環境の要因が大きいケースが紛れ込むことによって、見かけ上の数字を押し下げている可能性もある。

もともと双生児研究によって求められる遺伝率は、高めに算出されると言われており、いずれにしろ、実際の遺伝要因の関与は、長年信じられていたものよりも低い可能性が出ている。

なぜ専門家は養育環境の影響を否定し続けてきたのか

それにしてもスタンフォード大学の研究結果は、衝撃的であった。それは、これまでの〝常識〟を真っ向から否定するものだったからである。しかも、この研究チームは、従来の研究は診断法に問題があったとして、その信頼性に疑問を呈している。つまり、彼らの研究の方が診断の精度が高いと自信を示しているのだ。

しかし、この研究報告が波紋を呼んだのは、単に〝常識〟を覆すものだったからというだけではない。そこにはもっと複雑な心理的反応がからんでいる。その根底には、過去の苦い経験にまつわる専門家のトラウマが関係しているのだ。

かつて精神分析が隆盛だった時代に、自閉症の原因は母親の養育にあると考えられていた時期があり、「冷蔵庫のような母親（リフリジャレーター・マザー）」という言葉さえ用いられた。自閉症を最初に報告したカナーさえもが、一時期そうした見解を支持していた。そうした風潮の中、自閉症の子どもをもつ母親は、強い自責の念にとらわれるなど、つらい思いを強いられたのである。

ところが、その後の研究で、自閉症の遺伝率が九割以上であり、遺伝的要因が極めて強い障害であることがわかった。これによって、養育要因説は否定されたのである。つまり、母親たちは濡れ衣を着せられ苦しめられたことになる。

そうした苦い経験から、精神科医たちは、自閉症に限らず精神的な問題を、養育の問題とすることに非常に慎重になった。ことに、遺伝要因など生物学的要因が強いとされた発達障害の場合、養育のせいにすることはタブーとなったのである。

このトラウマは極めて強いものがあり、養育要因について語ることに対して、ほとんどアレルギーと言っていい激しい拒絶反応が起きるという時期が長く続いた。振り子が逆方向に振れ始めると、まったく正反対なところにまで行き着いてしまうということは、常々歴史で繰り返される現象だが、発達障害についても、まさにそうしたことが起きた。自閉症のみならず、それより軽症の自閉症スペクトラムやADHDといったものまで、「遺伝要因が強い脳機能の障害」という見方が不動のものになり、それを裏付ける高い遺伝率を示す研究結果が続々と示されたのである。

科学研究の世界も不思議なもので、ある方向に流れが向かい出すと、それと辻褄《つじつま》が合う研究結果が次々と出て、それを〝定説〟にまつり上げるということが起きる。明らかにブームやトレンドがあるのだ。研究者といえども人の子で、定説に沿った研究結果なら安心して発表できるが、それと矛盾するような結果が出れば、よほど自信がないと、出てきた結果の方を疑ってしまう。先行の研究に、知らずしらず左右されるということも否定できない現実である。

先に触れたスタンフォード大学の研究が、いかにインパクトをもち、複雑な波紋を投げかけたかは、そうしたことを念頭におくと、いっそう意味深長であろう。遺伝率が七〜八割という従来の定説を覆して四割以下でしかないと報告することは、相当勇気のいることであるし、同時に相当自信がないとできないことである。そこには研究者としての生命がかかっているからだ。こうした研究結果が出るということは、逆に言えば、時代を支配する空気が大きく変わり始めているということである。

しかし、ほんの十年前までは、専門家たちは、何の疑念ももたず、遺伝要因が極めて強い障害と信じていた。十年ごとに有病率の桁が違ってくるという事態を前にしても、診断上の問題であり、遺伝要因が強い障害という見方自体を変えようとはしなかった。だが、先に見た一九九九年のラターの報告以降、この十年余りの間に少しずつその流れが変わりつつある。遺伝要因の関与が極めて大きい、本来の意味での発達障害が存在する一方で、別の一群では、養育要因をはじめとする環境要因の関与も決して無視できない、むしろ大きい場合もあるということが再認識されてきているのである。

養育環境が遺伝子の発現を左右する

こうした認識を後押しすることになったのが、遺伝子が存在しても、それが発現するかしないかは、環境次第であるということが広く理解されるようになったことである。たとえば、まったく同じ原因遺伝子をもっていても、障害を発症する人としない人がいる。事実、一卵性双生児のうちの一人が自閉症であっても、もう一人はそうではないということが起こり得る。

ある遺伝子の発現は、その遺伝子のDNAにくっついて存在するプロモーターという領域によって調整されているが、このプロモーターのスイッチが入るかどうかは、環境からの刺激やストレスによって決まるのである。プロモーターのスイッチが入ると、その遺伝子のDNAは、RNAに転写され、RNAからタンパク質が作られ、それが酵素や受容体となって遺伝子が発現する。

好ましい刺激が豊富に与えられ、好ましくないストレスが少ない環境に置かれれば、有利な遺伝子の発現が活発となる一方、不利な遺伝子の発現が抑えられる。遺伝子自体が環境によって後天的に制御される仕組みをエピジェネティクスと言うが、遺伝子と環境の相互作用が、疾患や障害の発症を左右したり、その人の特性や能力を決定したりする。

たとえば、ＡＤＨＤのリスク遺伝子として、ドーパミンＤ４受容体遺伝子の反復配列が長い変異が知られている。この変異をもつ人は全人口に一割程度はいるので、変異（ミューテーション）というよりも、多型（ヴァリエーション）と呼んだ方が適切である。血液型と同じようなヴァリエーションの一つであり、どちらが異常とか正常とかいうものではなく、特性の違うタイプなのである。このタイプの多型をもつ人では、新奇性探究といって、新しいものに好奇心が強く、それを求めて活発に行動する傾向が強い。自分の思うように行動しようとする傾向も強いので、「言うことを聞かない」ということが起きがちで、育てにくい。

しかし、この遺伝子多型をもっていたからといって必ずしもＡＤＨＤになるわけではなく、共感的な養育が行われた場合には、行動の問題が増えたり親子関係が不安定になったりすることもない（Bakermans-Kranenburg et al., 2008 他）。活発で注意が移ろいやすいという傾向があったとしても、むしろそれは冒険心や進取の気性として有利な特性となり得るのである。

ところが、このタイプの特性を理解せずに、親の期待することを無理強いしたり、厳しく罰したりすると、どんどん行動の問題を悪化させ、反抗的で手が付けられなくなってしまう。

その意味で、この遺伝子多型の持ち主は、いい方向にも悪い方向にも養育環境の影響を受けやすいと言える。

このように、養育環境次第で、同じ遺伝子をもっていても、真逆な結果になるのである。

そもそもADHDの遺伝率の六割〜七割五分という値にしても、体重の遺伝率もほぼそれに近いと知れば、環境が影響する余地が意外に大きいことを納得されるだろう。社会の食糧事情次第で、肥満の人が何倍にも増えるように、ADHDの子どもが、社会環境の変化によって大幅に増えたとしても、何ら不思議はないのである。

単一遺伝子疾患と多因子疾患

一般に疾患には、たった一つの遺伝子の異常によって起きる単一遺伝子疾患と、複数の遺伝子の異常が重なり合ったときに起きる多因子疾患がある。単一遺伝子疾患は、その遺伝子異常があるかないかが、発症するかどうかを強く左右する。問題となる遺伝子の変異は、稀にしか存在しないが、一個の遺伝子変異によって高率に発症する。その場合でも、環境要因次第では、発症しないという場合もあるが、概して環境要因の関与は小さい。自閉症の原因となる脆弱X症候群やレット症候群は、単一遺伝子の変異によって起きる。

それに対して多因子疾患は、複数のリスク遺伝子が重なりあった上に、不利な環境要因がプラスしたとき、初めて症状が現れるものである。ADHDをはじめ、比較的症状の軽い発達障害は、高血圧といった生活習慣病同様、大部分が多因子によるものである。

多因子疾患では、原因となる遺伝子がわかっている場合も、一つ一つの遺伝子は、わずかにリスクを高めるだけのリスク遺伝子に過ぎない。リスク遺伝子がいくつか重なった上に、さらに養育、生活環境の問題が重なったときに、初めて発症する。多因子疾患では、一つ一つの遺伝子よりも、環境要因の寄与する割合の方が大きくなるのが普通だ。リスク遺伝子は、それほど稀なものではなく、一～一〇％以上もの人がもっている多型であることが多い。

最初に自閉症の原因遺伝子として解明されたのが、単一遺伝子疾患である脆弱X症候群であったことも、遺伝子レベルの要因が強いという印象を専門家に刻み込んだだろう。二十～三十年前の自閉症の診断概念では、知的障害を伴う重症なものを主に指した。その頃に比べると、診断の適用範囲が大幅に広がり、その分、多因子で起きているものが多く含まれるようになったと考えられる。適用範囲の急拡大にもかかわらず、適用範囲が狭かったときに確立された遺伝子説が、そのまま適用され続けたという状況が、いつのまにか大きな矛盾を生むようになったと考えられる。

発達障害における混乱と誤解の原因

いずれにしても、いわゆる「発達障害」という水膨れした診断の中には、遺伝要因や器質的要因が強い本来の発達障害と、愛着障害をはじめ、養育・生活環境要因で起きた二次性発達障害が含まれることになる。両者は、症状的には似たところがあるが、重症度や回復（治療反応性）に顕著な違いがあり、また、治療や対処の方法にも本質的な違いがあるため、両者をひとくくりに「発達障害」とすることは、さまざまな不都合を生むようになっている。「発達障害」の診断がやや乱造された状況も、そうした不都合に拍車をかけている。

本来の発達障害の子どもを抱えている親からすると、広義の「発達障害」を念頭においた発言は、障害を軽視しているように受け取れ、看過しがたいと感じるだろう。

逆に普通学級の子どもや職場の同僚、家庭の配偶者など、比較的軽症の問題を抱えた人とそういった立場で接する場合には、「遺伝的要因の強い脳障害」という定義は、相手の現状を理解する上で、そぐわない場合が少なくない。

実際、軽症のケースほど、遺伝要因よりも環境要因の関与が強いケースが多くなるからだ。「発達障害」という診断が安易に拡大し過ぎたことによる弊害が起きていると言える。

以下本書では、軽症のものまで幅広く適用されている、いわゆる「発達障害」を表すときは、鉤括弧《かぎかっこ》をつけ、本来の発達障害の意味で用いる場合には、鉤括弧なしで表すこととする。

遺伝か環境かという議論をめぐる混乱の背景には、「発達障害」があまりにも多様なものをひとまとめにした概念だということがある。しかも、そこに愛着障害のような養育要因によるものまで混入してくることで、ますます混沌とした状況を生んでいる。

一方には、「発達障害」という言葉は、脆弱X症候群などで起きた遺伝要因によってほぼ決定される重い自閉症を含み、もう一方には、乱暴な扱いを受けて育った子どもが、多動で衝動的で、イタズラばかりして、勉強にはちっとも集中できないという養育要因の強いケースにも適用される。言い換えれば、単一遺伝子で起きた明らかな遺伝的障害にも、極めて多因子で、環境要因の関与が強く症状が軽い状態にも、同じように「発達障害」という用語が使われているのである。しかも、割合から言うと、後者の比率がどんどん上がっているのが現状である。

要因、重症度、予後のいずれからしても大きく異なるものを、「発達障害」としてひとくくりに扱うため、もともとの中核的な状態を念頭におく人と、昨今割合的に急増している軽度な状態を念頭におく人で、話が食い違ってしまう。それも結局、「発達障害」の適用範囲を広げ過ぎてしまったことからきている。

揺らぎ始めた「発達障害」

このように、「発達障害」という概念を拡張し過ぎた結果、遺伝要因などの生物学的基盤に基づく障害という「発達障害」の概念自体が揺らぎ出している。遺伝子レベルの解析が広く行われ、関連する遺伝子が多数見つかっているが、その大部分はごくわずかに発症のリスクを高める程度の関与しかせず、しかも不利な環境要因と重なったときに初めて症状を引き起こすという発症のメカニズムが徐々にわかってきたことにより、むしろ環境要因の重要性がクローズアップされ、もともとの概念との矛盾を生じている。

今一度原点に立ち戻れば、そもそも発達障害とは、遺伝子レベルの異常や、胎児期、出産時、乳幼児期に起きた器質的要因といった生物学的要因に起因する脳の発達の障害であり、ことに遺伝要因が強いものを指す概念であった。主に養育要因などの心理社会的要因によって起きた発達の問題は、発達障害には含めないというのが本来の定義であった。養育の問題だけでは、通常は、発達障害のような症状を生じることはないと考えられ、万一そうしたことがあったとしても、発達障害とは容易に区別できると考えられていた。

しかし、現実には、症状からだけでは、両者の見分けはそれほど容易ではなく、養育などの環境要因の関与するケースが、少なからず「発達障害」として診断されているのである。しかも、こうしたことは、特別なケースではなく、むしろ軽症の身近なケースで起きやすい。「ADHD」「学習障害」「自閉症スペクトラム（広汎性発達障害）」と診断され、「発達障害」という枠で扱われているが、実際には、養育環境や生活環境の問題が大きいケースが増えているし、愛着の問題を抱えているケースが少なくない。症状から「発達障害」が疑われ、あるいはすでに診断を受けているが、むしろ「愛着障害」と診断すべきケースもかなりあることが、一部の専門家の間でも言われるようになった。

「発達障害」が好まれる理由

しかし、今もなお養育要因による「愛着障害」よりも、「発達障害」という診断が圧倒的に使われているのが現状である。愛着障害という診断は、やはり特別に悲惨な境遇の子どもに用いられるのが一般的であり、よほどのことがないと一般の家庭の子どもに用いることはない。

やはり、多くの専門家は、養育環境に原因を求めることには抵抗があり、親が責任を感じるような診断は、極力避けたいという気持ちがある。それに、どういう状況であれ、子どもが親のもとで暮らしていかなければならないとしたら、その親が子育てへの自信を失うような事態は避けたいと思う。自信を失くし不安がっている親に、「お母さんの育て方のせいではありません」と言って、まず母親を重荷から解放し、元気にすることも必要になる。

私自身もそうしてきたし、本来の発達障害の場合には、そのことは完全に正しい。ただ、すべてのケースにその原理を当てはめてしまうと、方便が真実を押しのけることも起こり得る。それでは本当の問題解決から、ますます遠ざかってしまう。

ケースによっては、「脳機能の障害」として片づけることは、問題の幾分かをごまかしていることにもなる。問題を子どもの脳機能の障害として見立てるのが、「発達障害」という診断である。それは、診断する側にとっても、親にとっても、向き合うのがつらい問題から回避できるという点で、都合のいい面をもつ。

また、「脳機能の障害」であるから、薬物療法も導入しやすい。心理社会的要因が大きいということになれば、カウンセリングや遊びをベースにした治療、ロールプレイを中心とするSST（社会生活技能訓練）やグループ・セラピー、ペアレント・トレーニングなどの心理社会的な治療がメインになろうが、脳機能の障害ということで、受容的カウンセリングや遊戯療法は、むしろ否定されてきた歴史がある。多くの患者を抱え、三カ月に一回の診察も普通という状況では、薬物療法はもっとも頼りになる選択肢ということになる。

しかし、「脳機能の障害」だけでなく、養育環境要因などの心理社会的なファクターが関与しているケースが、少なくとも一部にはあるとすると、本来の問題解決や予防のためには、やはり問題の在《あ》り処《か》を正確に捉えた見立てが必要になる。

もちろん、遺伝要因などの生物学的要因も重要なことに変わりはない。環境要因だけでは起きないからだ。両方の要因が重なったときに、問題が生じやすくなる。たとえば、母親のうつは、子どもがADHDになるリスクを二倍近く高めるとされるが、母親がうつでも、遺伝要因がなければ、ADHDを発症することはない。母親がうつで、遺伝的にも不利な要因があったとしても、それ以外の環境要因が、それを補うことができれば、やはりADHDという問題を防ぐことができる。

大事なのは、誰のせいかということではなく、どうすれば、危険を減らし、また生じた問題を改善できるかということである。それを考える上で、養育要因も含めた環境要因の重要性が以前より大きいということが明らかになったことは、むしろ朗報とも言えるのだ。環境要因に注意を注ぎ、それを好ましいものにしていくことで、「発達障害」といえども、状態を大幅に改善するチャンスがあるということだ。

実際、療育や支援の効果は、しばしば養育要因が大きいケースの方が顕著である。親が支えられ、かかわり方を変えることで愛着が安定し、子どもが本来の発達を取り戻すためだ。

それはまた、予防を考えていく上でも重要である。リスクファクターを減らすことで、「発達障害」が減少する日が来るはずである。

次の章では、養育要因によって生じる発達の問題を、具体例を交えながら見ていきたい。

第二章 「発達障害」にひそむ愛着障害

ＡＤＨＤを疑われた子

小学三年生の男の子が、学級を大混乱に陥れていた。ひとときもじっとしていられず、いつも手遊びをするか、足をぶらぶらさせ、物を投げたり、前の子の髪の毛を引っ張ったりする。黒板の方はろくに見ようともせず、授業などおかまいなしに、立って教室の中を歩き回るのも日常茶飯事だ。最近は他の子もその子に対して、いい加減にしろという目を向けるようになった。他の子が相手にしないと、物を取り上げようとしたり、ノートを破ったりして騒ぎを起こす。教師が指導しても反抗するだけだ。かと思うと、教室からぷいといなくなり、学校の中や校庭をうろうろしている。

小学校の一、二年頃から、落ち着きのない状態はみられたが、前の担任のときは、これほどひどくなかったという。三年から担任やクラスが替わり、それからどんどん悪化し、すっかり反抗的になっている。

注意散漫、多動、衝動性と、症状だけから見れば、立派なＡＤＨＤである。現場の教師やカウンセラーも、ＡＤＨＤを疑っていた。さらに最近は、反抗挑戦性障害も加わりつつあると言えるかもしれない。このままいけば、非行を繰り返すような事態になる恐れもある。

しかも、新しいクラス担任が男の子の状態について母親に連絡した際、母親は苦情を言われたと受け取ったらしく、担任と母親との関係もぎくしゃくしているようだ。母親は子どもに厳しく指導しており、家庭ではさほど問題なく過ごしているという。母親の方は前の担任のときにはそこまで問題はなかったのだから、学校の指導力不足ではないかと考えているようだった。

担任やクラスが替わって、急に落ち着かなくなるというのも、こうした子にはしばしばあることだ。また、本人の状態が悪くなると、保護者との関係も悪化し、ますます事態がこじれていくというのも、ありがちなことである。

だが、そもそもこのケースは、本当にＡＤＨＤとして診断し、薬物療法などの治療を行うことが適切なのだろうか。症状だけからは、典型的なＡＤＨＤに見えるケースだが、もう少し背景を見ていくと、それだけでは到底わからなかった事実が浮かび上がる。

子どもが背負っていた十字架

男の子には、七歳年上の兄がいた。だが、その兄は、小学生のときに病気で急に亡くなってしまった。そのとき、男の子は、まだ二歳になるかならないかであった。成績もよく、長男への期待も大きかっただけに、母親はすっかりふさぎ込み、涙にくれて過ごす状態が続いた。母親はまだその傷から完全には立ち直っておらず、何かというと、亡くなった長男のことを持ち出し、お兄ちゃんがどれほど立派で、優れていたかを語り、それからまた涙ぐむのだった。今も、食事のたびに、兄が座っていた席には兄の分の食事が並べられる。

男の子にとっては、記憶にすらない兄の存在を見せつけられながら、物心ついたときから、ずっとそんなふうに暮らしてきたのである。母親の気持ちは、ずっと亡くなった長男に向けられ、男の子に対する関心は不足するだけでなく、否定的なものになりがちであった。

こうした状況は、画家のサルバドール・ダリの生育史を思い起こさせる。ダリには、やはり亡くなった兄がいた。その名も、サルバドール・ダリといい、親は亡くなった兄の名前を、生まれてきた子につけたのである。ダリは、親にとって、ダリ自身ではなく、兄の身代わりとなるべき存在であり、しかし、身代わりにさえなれない存在だった。母親はいつも亡くなったサルバドール・ダリのことを話し、どんなに素晴らしい子どもだったかを語って涙ぐむのが常だったという。幼いダリは、自分の名前を刻んだ墓にお参りをしながら、また亡くなったサルバドール・ダリの話を聞かされるのだった。ちょうどこの男の子が、食卓に並ぶ、食べる人のいない兄の分の食事を見ながら育ったように。

ダリは、親たちが見ていたのが自分ではなく、兄であることを感じていたと回想しているが、この子も同じ思いを味わってきたに違いない。ダリが自己不全感に悩み、歪《いびつ》に肥大した自己愛を抱えるようになった背景には、そうした特異な生育史がかかわっていた。

前述の男の子は、まだ自分の言葉で自分が味わっている寂しさを、兄ではなく自分を見てほしいという思いを語ることはできないが、それゆえに、自分にのしかかってくる心の重荷を、行動上の問題として表していたのである。

こうした生育史上の問題は、これまで単に心理学的な問題として扱われることが多かったが、実は、心理学的な影響にとどまらず、むしろ生物学的、生理学的なレベルで影響を及ぼしているということが、近年の研究で明らかとなってきた。たとえば、母親のうつという事態は、それが子どもが幼い頃に起きた場合、母親の世話が不足することによって、脳内の受容体や神経線維、シナプスの発達に影響し、脳自体の構造を左右し得るのである。母親のうつが子どものADHDのリスクを高めるのも、母親のうつによって生じた関心不足やネグレクト、不安定な環境が、子どもの脳の発達に生理学的なレベルで影響するからである。

このケースが教えてくれるのは、症状だけで発達の問題を診断することの危険である。

だが、今日使われている一般的な診断基準は、症状からだけで診断を行うものなのである。遺伝要因が強い脳機能の障害と言いながら、その実、そんなことにはおかまいなしに、症状だけから診断がなされている。

このケースのように愛着障害や養育の問題がベースにあり、そこから行動の問題が生じている場合も、「発達障害」として診断されてしまうことがある。こうしたケースが実際には少なくないのである。普通学級で出合うようなケースは、むしろこうしたものが多いとも言える。

表情のない少年

もう一つケースをみてみよう。やはり男の子だが、年齢はもう少し上である。ひったくりを繰り返した十七歳の少年が保護された。中学生のときに、アスペルガー症候群の診断を受けており、少年鑑別所でも同様の疑いがもたれて、医療少年院に送られてきた。

初めて会ったときの印象は、白い能面のような顔に、まったく表情がないということであった。質問には答えるが、何を聞いても、「普通です」とか「わかりません」といった紋切り型の返事ばかりで、最小限の言葉が返ってくるだけだった。感情がないのではないかと思えるほど声も平板で、身ぶり手ぶりも一切なく、まるで機械を相手に喋っているようだった。

その一方で、礼儀などはわきまえており、きちんとお辞儀をして、大きな声で挨拶して退出していく。集団生活でも同じ様子だが、トラブルなどは一切なく、ルールを忠実に守って暮らしている。いつも決まりきった行動を、定規で測ったように、きっちり繰り返す。周囲には我関せずで、淡々と自分のことにだけ集中している。嫌なことがあっても、微かに顔をしかめるくらいでほとんど表情を変えない。職員も笑ったのを見たことがないという。

感情的な反応がなく、周囲に無関心で自分から交流をもとうとしない点は、自閉症スペクトラムに特徴的な社会性障害と呼ばれる症状を思わせる。いつも決まりきった行動パターンを機械のように繰り返すところも、症状の一つである反復性の行動を思わせる。会話をしていても、身ぶりもなく言葉の抑揚も平板で、相手に調子を合わせるというところが一切ないのも、自閉症スペクトラムに典型的な相互的コミュニケーションの障害に思える。

やはりアスペルガーなのか。そう思いながら、内容の乏しい面接が繰り返されるうちに、「あれっ?」と思うことが起きてきた。

ある日のこと、「最近は何を頑張っているの?」と問うと、筋トレを頑張っているのだという答えだ。珍しく紋切り型の反応でなかったので、何回くらいできるのかと聞いてみた。「何回?」と彼が聞き返したので、「腹筋とか腕立て伏せとか、何回ぐらいできるの?」と聞き直した。

一瞬彼は戸惑ったような表情になり、「何回かは数えたことはないです」と言ってから、「腹筋は二時間で、腕立て伏せは一時間半くらいです」という返事が返ってきた。

彼は、回数ではなく、時間でカウントするらしい。私がびっくりしていると、彼は、相変わらずのポーカーフェースで、「昔はもっとできました」と付け加えた。私は、彼が並はずれた運動神経と筋力の持ち主であることを知った。彼はある運動競技の全国大会で上位に入賞するほどの実力をもっていたのだ。一般的に言って、自閉症スペクトラムの人は不器用で、運動が苦手なことが多い。そこら辺りから、普通の発達障害とは違う匂いがしてきたとも言える。

明らかになる背景

そんなやり取りをしてから、少しずつ彼は自分のことを話すようになった。

彼の母親は生まれて間もなく亡くなっていた。小さい頃のことで覚えていることはあるかと聞くと、あまり記憶が残っていないが、覚えている最初の記憶は、テレビを見ていることだという。どういうことかと尋ねると、父親が忙しくて一人で置いておかれたので、小さい頃からテレビを見て過ごすことが多かったのだという。母親が亡くなった直後は、叔母が面倒をみてくれたとのことだが、その後は父親がほとんど男手ひとつで育てたのだった。その父親も仕事で忙しく、あまりかまってもらえなかったようだ。

それでも、小学校四年までは幸せだったという。小学四年の年、父親が再婚して、継母が来たのだが、二人の連れ子も一緒だった。最初の何カ月かは、継母も優しかったという。だが、そんな日々は長続きしなかった。露骨に自分の子にばかり依怙贔屓《えこひいき》するようになり、彼が少しでも問題を起こすと、それを父親に言いつけたり、自分の二人の子どもを使って陰湿なイジメや虐待を加えたりするようになった。あるときは、階段から突き落とされたが、運動神経のいい彼は、大してケガもせずにうまく転がったそうだ。

だが、彼に対する執拗ないびりはエスカレートする一方で、連れ子たちも、彼を目の仇《かたき》にして、意地悪をし続けた。あるとき、その一人からロープを手渡され、「目障りだから、死んでほしい」と言われた。彼は、もう別に生きていたいとも思わなくなっていたので、言われるままに死のうと思って、公園で首をつろうとしていると、たまたま通りかかった同級生の少女に止められて、思いとどまったのだという。そのことを知った同級生の母親が通報して、彼は児童相談所に保護されることとなった。それは継母にとってはむしろ好都合で、彼はその後、施設での暮らしを余儀なくされるのである。だが、施設でそれなりに落ち着いて暮らすようになった彼は、そこから学校にも通い、運動競技でも頭角を現す。

彼の人生を狂わせた父親の再婚だったが、父親の仕事がうまくいかなくなると、継母は身勝手にも父親を捨てて出て行ってしまった。もう彼は高校生だったが、寂しくなった父親は、彼を引き取ることにした。

だが、いいことは長続きしなかった。全国大会を間近に控えたある日、彼は練習中にケガをしてしまった。それから思うように練習ができず、競技の成績も不本意なものとなり、彼は次第に目標を失っていく。

借金で首が回らなくなっていた父親との暮らしも、みじめなものだった。食べる物も金もなく、父親が何日も帰ってこないこともあった。やり場のない怒りと、目先の金欲しさの思いから、行き着いたのがひったくりだった。

一回や二回の診察ではわからない

二カ月もすると、彼は別人のように生き生きと、それまでの人生を話すようになった。それだけでは足りずに、自分の人生をテーマにした小説を書き始めた。いささかヒロイックに事実を脚色した嫌いはあったが、それは彼の人生の苦難と救済の物語であった。

他の少年との交流は、相変わらずあまり活発ではなかったが、自分より後から入ってきた後輩たちの面倒をよくみた。特に障害の重い子の世話を、自分から進んでするのだった。本人に聞くと、施設での暮らしが長く、いつも障害のある子の面倒をみていたので、慣れているのだそうである。実に細やかな気遣いもでき、他人に対する思いやりもあるということがわかってきた。

そんな彼の表情が一段と輝きを増す。ある日、面会にやってきた父親が、仕事を再開することになったので、手伝ってほしいと彼に伝えたのだ。自分なりに資格試験の勉強や作業に取り組んでいたが、どこかまだ目標が定まらないところがあった。そんなモヤモヤが一度に吹っ切れたようだった。こんな顔ができたんだと思われる力のこもった笑みを浮かべて、「父と頑張りたい」と決意を語った。

ある日、彼がためらいがちに、自分が起こした事件のことを持ち出してきた。「ぼく、ひどいことをしたなと思って」と唐突に言ってから、「働いて少しずつでも、返したいと思います」と言った。正直驚いた。最初の頃は、被害者に対しても、「何も感じない」と言っていたからだ。だが、彼の中に感情がないわけではなかったのだ。ただ、凍り付いていただけなのだ。そして、凍り付いていた心が解け始めたのを感じた。

社会に帰る頃の彼は、来たときとは別人だった。思いやりと気配りのあるリーダーとして、周囲の子からも慕われた。本来の意味での自閉症スペクトラムであれば、わずか一年ほどの間に、根本的な症状が大きく変化することは考えられない。環境によって大きく変化したことは、彼が示していた〝症状〟が、発達障害というよりも、愛着障害によって起きたものであることを語っている。彼の場合、幼い頃、母親を亡くし、忙しい父親からもネグレクトされて育った結果、誰にも懐かず感情を抑えるタイプの抑制性愛着障害を起こしたと考えられる。継母からの虐待によって、それは、さらに歪なものになってしまった。

第一章で述べたラターの報告は、決してルーマニアの孤児だけの話ではない。日本でも、そうしたケースは日々起きている。そして、誰に対する愛着も遮断してしまったとき、自閉症スペクトラムよりも、ある意味もっと「自閉症的な」状態を引き起こし得るのである。

回復したとはいえ、彼は決して無傷なわけではない。明るくなった後も、彼には孤独を好む回避的な一面が残ったし、周囲の関心を惹《ひ》こうと計算して喋るようなところもあった。実は、彼はなかなかの〝役者〟だったのだ。だが、それも、彼が生き残るために身につけた技だとも言えるだろう。

こうしたケースを、そもそも発達の面からだけ診断することが、いかに実態にそぐわない、表面的な見立てをするということになるか、おわかり頂けるだろう。発達の問題を診断することは、愛着の問題があるケースでは、それほど容易なことではない。愛着障害を抱えたケースでは、環境次第、相手次第で、見かけの「発達」や状態は、別人のように変わり得るからだ。知能検査の結果さえ、それほど当てにはならない。投げやりに検査を受ければ、知能検査の結果は、誰でもボロボロになってしまう。愛着障害を抱えた人は、相手に協力したくないと思えば、本当の姿など見せようとはせず、簡単に検査者や診断医をあざむいてしまう。

専門家でさえも見誤る

自閉症スペクトラムでさえも、このように紛らわしいことが起きる。まして、それよりも養育要因の影響を受けやすいADHDなどでは、本来の発達障害と愛着障害を見分けることは、いっそう困難になる。

もう一つケースを取り上げよう。これは、アメリカのADHDの専門家とされる父親が、自らの著書の中で、自身の娘の状態について述べたものを要約したものである。父親は娘を「ADHD」と診断して露疑うことはなかった。これまで「ADHD」として扱われてきたケースにおいて、何が見落とされていたか、それは本当に「発達障害」と呼ぶべき状態なのかを考える上で参考になると思う。

少女は小さい頃から活発で、よく動き回る子どもだったが、次第に落ち着きのなさや不注意が目立つようになり、小学校に上がってからは、授業にまったくついていけていないことが明らかとなった。家庭教師をつけて一対一で勉強させると、どうにか集中することができたが、学校の授業ではすぐに気が散ってしまうのだった。三年生に上がる頃には、問題は学習だけではなくなり、行動にも広がり始めた。同じような子どもとつるんで悪ふざけをしたり、教師に反発したりするようになった。父親は何とかルールを守らせようと指導したが、逆効果だった。少女は次第に父親に対しても反抗的になり、両者の間には溝が深まることとなったのである。そして、中学に当たる七年生になる頃には、マリファナやアルコールにも手を染めていた。

ADHDの三つの大きな症状とされるのが、多動、不注意、衝動性であり、注意の障害のため、しばしば学習困難を伴っている。このケースは典型的な〝症状〟を示していると言えるだろう。また、そうした症状を理解せず、厳しく叱ったり、罰を与えたりして否定的な接し方をすると、次第に反発を強め、行動の問題はエスカレートし、非行などにつながっていく。少女がたどった経過も、ADHDにありがちな展開だったと言えるだろう。では、そもそも、多動や不注意、衝動性はどこから由来するのかと言えば、それは生まれもった遺伝要因によるところが大きい——というのが、一般に信じられてきたADHDについての教科書的理解である。

ただ、このケースにしても、もう少し込み入った背景を見ていくと、それだけでは済まされない面が見えてくる。

少女が置かれてきた過酷な状況

実は、少女は、父親にとっては義理の関係で、彼女が三歳のとき、その母親と出会って、結婚したのである。母親が前夫と別れてから、娘は、オーストリア・アルプスの観光地として名高いキッツビュールの母親の実家で暮らしていた。少女はとても活動的で社交的で、跳ね回りながら花を摘んでは隣近所の人にプレゼントし、お茶やお菓子をご馳走になるのが日課だったという。それが母親の再婚によって、フランクフルトの郊外のアパートに引っ越すことになったのである。

少女はカフェの前の鉢植えや花壇から花を盗《と》ったりすることがあったが、まだ幼かったので、さして問題視もされなかった。間もなく母親は身ごもり、妹ができた。少女は妹の面倒をよくみたという。そこへまた新たな環境の変化が加わることとなる。父親の仕事の都合で、アメリカのサンフランシスコに引っ越すこととなったのだ。それまでドイツ語だけで暮らしていた少女は、にわかに英語とドイツ語のバイリンガルな環境に放り込まれることとなった。

両親は、ドイツ語と英語の両方が使えるようになってほしいとの思いから、家ではドイツ語を使い続けていた。そのため、少女は近所の子どもたちと英語でろくに会話することもできない状態に置かれていた。幼稚園の先生から、彼女は大きな声を出して、一見他の子どもたちと変わりなく喋っているが、自分が何を喋っているかを理解していないと言われても、事態をまだ楽観していた。バイリンガルな環境でいれば、自然とバイリンガルになると高をくっていたのだ。三人目が生まれた上に、父親も仕事のことでてんてこ舞いで、少女への関心がおろそかになったことは否めない。授業についていけていないという形で問題が表面化するまで、少女のことは後回しにされてしまったのだ。

少女には、確かに活動的で、新奇性探究の強い遺伝傾向があったのだろう。しかし、それだけでADHDになるわけではない。もう少し、親が子どもの気持ちになっていれば、この少女が味わっていた寂しさや過酷な状況が感じられたことだろう。少女は何度も大きな環境の変化や愛情を奪われる体験をしていた。三歳のとき、新しい父親と出会う前に、すでに彼女は実の父親との別れを経験していたし、その前後には、母親はあまり幸福な状態ではなかったはずだ。近所の家に始終遊びに行っているという状況も、愛情不足な子どもによくみられる状態であり、誰にでも見境なく懐いていく脱抑制性愛着障害の傾向を思わせる。

その後も、母親の再婚、そして下に妹や三人目が生まれることで、母親の愛情が何割引きかになる状況を味わうことになった。

一方、彼女が示したコミュニケーションの障害は、発達障害というよりも、バイリンガルな環境に適応しきれないために起きたものと考えられる。そうした場合、ＡＤＨＤや発達障害に似た状態を呈することがある。

こうしてみていくと、彼女が示したＡＤＨＤや学習障害、コミュニケーション障害は、発達障害というよりも、愛着障害や環境的な問題による要因が大きいのではないかと考えられる。父親が、娘の状態をＡＤＨＤと考えて納得すること自体が、娘の気持ちに対する鈍感さを表している。その鈍感さが、娘を「ＡＤＨＤ」の状態にしたとも言えるだろう。

ＡＤＨＤのリスク遺伝子をもつ子どもでは、高い新奇性探究を示しやすいが、その場合も親が共感的な対応をし、夫婦間にも問題がなければ、行動上の問題が増加することもなく、親との関係もむしろ良好であることがわかっている。この少女には、まさに共感的な養育環境が不足していたのである。このケースを、ＡＤＨＤと診断することは、表面的な症状を捉えたに過ぎない。本当の問題は、別のところにあったのだ。

見落とされていた愛着障害

「発達障害」についての認識が広まり、子どもの問題を発達の観点で理解するという動きは歓迎すべきものだ。だが、「発達障害」という観点にばかり偏ると、問題の本質を見損なってしまうケースも出てくる。取り上げた三つのケースのように、実は養育要因が大きく関与し、愛着障害といった方が適切なケースが「発達障害」として扱われていることも少なくないのである。それらのケースにおいて、表面化した問題を子どもの遺伝要因や脳機能の障害ということだけで、片づけられないのは明らかだ。それは問題の半分しか見ていないに等しい。本当の問題は、隠れたもう半分の部分にあると言ってもいいだろう。

通常学級で出合う、対処が難しいケースの多くは、「発達障害」のように見えても、実際、深刻な養育環境の問題を抱えているのが実情である。本当の問題は、「発達障害」というよりも、養育環境の問題から生じた愛着の問題にあるということが少なくない。たとえば、ある研究によると、ＡＤＨＤと診断された七十七人の子どものうち、七十二人までが母親との愛着が不安定であったという。

両親の不和や離婚、ネグレクトや愛情不足、親や兄弟からの虐待や暴力、母親のうつや精神的不安定といった問題がよく出合うものであり、母親に不安定な愛着スタイルが推測されるケースも少なくない。虐待は、児童相談所の処理件数として表れているものだけでも急増しているが、ネグレクトや精神的な虐待のケースでは発見や介入が難しく、潜在しているケースは相当数にのぼるであろう。

虐待は、今日では、それほど特別なことではなくなっている。ごく普通の家庭でも頻繁に起きている身近な問題である。特に過度な支配や言葉の暴力といった精神的な虐待は、親本人さえ気づかないうちに起きている。

中でも昨今多いのは、母親がうつ病などの精神疾患をわずらい、子どもに関心や世話が行き届かなくなるという状況である。ときには、子どもが「発達障害」と見間違われる状態を呈することもある。しかし、こうした心理社会的要因による影響はこれまで軽視され、ほとんど適切な診断名さえ存在しない状況であった。

そうした状態まで「発達障害」に含められかねない状況に対して、筆者は養育要因の関与が大きい病態を、「愛着スペクトラム障害」（あるいは単に「愛着障害」）として捉えることを提起してきた。実際、「発達障害」の陰に隠れた真の問題を理解し、そこに手を入れていった方が速やかに改善が図れるのである。こじれたケースほど愛着や養育環境の問題がからんでおり、発達障害という理解だけでは問題解決につながりにくい。発達という視点に加えて、愛着やその子の置かれた環境という視点をもつことが、もつれた糸を解きほぐす鍵となるのである。

愛着が適応を左右する

同じような遺伝的リスクをもっている場合でも、愛着が安定しているケースでは、深刻な問題になりにくい。このことは、子どもだけに限らない。成人のケースでも、その人の社会適応を左右しているのは、発達よりも愛着の問題であることがしばしばである。軽症のケースほど、そうである。昨今、知識が普及したことで、大人になってから自分が「発達障害」だったと気づく人は少なくないだろうが、その多くは社会人として立派にやっている。人並み以上の活躍をしている人もいっぱいいる。それは、安定した愛着に恵まれたからこそなのだ。それによって、大きな破綻《はたん》が防がれたのだ。

逆に言えば、遺伝的リスクは比較的軽度でも、そこに不安定な愛着が加わると、問題は難しくなっていく。発達の問題も重要であるし、その点についての理解ももちろん大事なのだが、こじれたケースほど、愛着の問題がからんでおり、その点への理解が重要になってくる。

もちろん、後でみていくように、もって生まれた遺伝的素因や気質も、愛着形成や愛着の安定性に幾分かは影響する。新奇性探究の強いタイプの遺伝的気質は、親にとって育てにくいと感じることが多く、愛着が不安定になるリスクを高める。自閉症スペクトラムの子どもの反応の乏しさや過敏さ、こだわりの強さも、育てにくさや不安定な愛着の要因となり得る。躾《しつけ》ようとして虐待してしまったり、親の方が参ってしまってうつ状態になり、二次性の愛着障害が生じることも少なくない。だが、同時にわかっているのは、新奇性探究の強いタイプの子どもでも、親のかかわり方が共感的で、両親の関係が安定している場合には、愛着が不安定になったり、行動上の問題が増えたりすることはないということである。

また、確かに重度の自閉症では、愛着形成自体が困難になる場合があるが、比較的障害の軽度な自閉症スペクトラムでは、定型発達の子どもに比べて、愛着が不安定になるリスクが特に増えるわけではないこともわかっている。親が前向きに、適切にかかわっていくことで、二次的に愛着の問題が生じるのを防ぐことができるのである。安定した愛着を育むためのかかわり方については、後の章で述べたい。

変わってしまった発達障害の定義

「発達障害」と診断されるケースが急増する一方で、診断を広げ過ぎているとの声も上がり始めている。診断の過剰適用が起きるのには、大きく二つの要因がある。一つは、軽症のケースまで診断を適用するようになったことにある。その子の特性に過ぎないことさえ、〝症状〟として診てしまうということが起きる。もう一つは、愛着障害など養育要因の関与が強いケースまで、発達障害に含められてしまっているということである。

虐待やネグレクトを受けていることが明らかなケースでさえ、「発達障害」と診断されていることも少なくない。それによって親は責めを免れたとしても、何ら問題解決にはならない。問題をきちんと把握し、適切な対処を行うためにも、やはり真実に向き合うことが必要なのである。診断が、責任回避に手を貸したところで、本当の問題解決にはつながらないのだ。愛着や環境の問題に手を入れれば改善できたものを、「発達障害」として扱うことで、問題を固定化させてしまう危険すらある。

「発達障害」を、本来の定義に戻すことが必要に思える。心理社会的要因の強い、二次的に生じた「発達障害」については、本来の発達障害とは切り離して考えるべきではないだろうか。養育要因やその他の環境要因が明白なものは、「愛着障害」や「二次性発達障害」といった診断名を用い、遺伝子レベルの異常や器質的障害によって生じたものと分けて考えていく必要があるだろう。DSM－Vでは、発達障害は「神経発達障害」と名称も変わる予定である。それは、広がり過ぎた発達障害を、本来の定義に引き戻す一つのきっかけとなるかもしれない。

ただ、両方の要因が混じり合っているケースも少なくない。比較的軽症のケースでは、むしろそうしたケースが多いだろう。そこで、本来の発達障害とは言えないケースに対しては、そもそも「発達障害」という言い方をやめて、「非定型発達」を診断名として用いることを提起したい。それについては後の章で詳しく扱いたい。

発達障害と愛着障害を見分ける

このように、「発達障害」として扱われるケースには、少なからず愛着障害などの二次性発達障害のケースが混入していると考えられる。本来の発達障害なのか、それとも養育要因の強い愛着障害なのかを見分けることは、その後の対応や治療を考える上でも不可欠である。

また逆に、発達障害の子どもが虐待やイジメを受け、二次性の愛着障害を生じるなど、両方の問題が合併するケースも少なくない。その場合も、すべて発達障害のせいにするのではなく、愛着障害の要素をきちんと把握することが重要になる。

では、「発達障害」に隠れている愛着障害を疑い、両者を見分けるにはどうしたらよいのだろうか。手がかりとなるポイントを整理してみたい。

①よくみられるリスク要因

まず、妊娠中からの発達状況や健康状態を確認するとともに、養育環境にも目を注ぐ。現時点だけでなく、胎児期から乳幼児期、児童期、思春期とたどりながら、本人の生育歴だけでなく親や家族に何か問題や異変が起きていなかったかを丹念に情報収集する。
発達の目安となる首座り、這い這い、つかまり立ち、初歩、初語、二語文、三語文などの発達経過を、母子手帳なども照らし合わせて確認するとともに、発達障害と関連しやすい妊娠中の喫煙、飲酒、周産期の合併症やトラブル、出生時の体重、小さな奇形の有無、家族の遺伝負因などを、丁寧に聴取する。

遺伝要因の関与が大きい本来の発達障害では、親や親族に同じような傾向をもった人が認められることが少なくない。ただ、突発的遺伝子変異などによる場合は、本人以外にはまったくそういう傾向の人はみられないという場合もある。

周産期のトラブル、特に仮死分娩、低体重は、重要な発達障害のリスク要因である。また、頭の形や大きさの異常、小さな奇形の存在も、本来の発達障害にはしばしば伴ってみられる。近年注目されているのは利き腕で、利き腕が決まるのが遅かった場合には、脳の左右の分化が悪いことが推測され、発達障害のリスクの要因となる。髄膜炎などの疾患により左利きが増えることも知られている。音韻障害（発音の障害）や極度な不器用さなどの運動障害、知的障害の存在も、通常は発達障害に伴いやすい。

ただ、ときに虐待による外傷の後遺症によって二次的な発達障害が起きている場合がある。また、愛着障害にともなって知能低下が起きている場合もある。

一方、愛着障害のケースにともなってみられやすい問題としては、親の不在、養育者の交代、長期の入院、うつ状態などの精神的不安定、夫婦間の不和や葛藤《かっとう》、早期からの施設保育などである。親の健康問題、夫婦仲、就労状況やその間の保育などについても聞き取る必要がある。

ただし、リスク要因は、あくまでリスク要因であって障害ではないので、「リスク要因」イコール「障害」と考えないように気をつける必要がある。リスク要因のある子どもは、特に注意深くかかわっていくことで、障害となるのを防ぐことにもつながる。

②虐待やネグレクトの兆候

愛着障害を疑う直接的な根拠としては、虐待やネグレクトを裏付ける事実の存在である。虐待やネグレクトのリスクを高める要因としては、母親の低年齢、うつ状態やパーソナリティ障害、薬物やアルコール依存、反社会的傾向、潔癖で完璧主義な性格、母親へのサポートの乏しさ、パートナーとの不安定な関係などが挙げられる。

虐待を受けている子どもの特徴的なサインは、親の顔色をうかがい、びくびく警戒している、身だしなみなどに気になる点がみられる、人の動きに過剰反応したり体に触れると緊張する、情緒的に不安定である、傷痕や痣《あざ》が認められる、途中から夜尿や失禁がみられるようになった、攻撃的で弱い者イジメがみられる、体の不調（頭痛、腹痛など体の痛みが多い）をよく訴える、などである。まだ小さいのに家事などをよく手伝い、良い子に振る舞い過ぎるケースも要注意である。

ハイリスク群と思われるケースや虐待が疑われるケースでは、丁寧に聞き取りを行い、責めるのではなく、子育ての悩みなどを受け止めながら話を聞いているうちに、母親自ら虐待してしまうことを打ち明けることが多い。

③修正困難な固執性、感覚の過敏性

自閉症スペクトラム（広汎性発達障害）では、行動パターンへの固執性が強く、些細《ささい》な変化に対してもパニックを起こしやすい。一方、愛着障害では、固執性はあまり目立たないか、あっても程度が軽く、柔軟性が保たれているとして、両者を見分ける上での重要な鑑別点とされてきた。ただ、愛着障害のケースでも、頑固な傾向や常同行動などの反復行為は、時々みられるものであり、紛らわしいケースも少なくない。

自閉症スペクトラムでは、しばしば音や光、色彩、匂い、味、肌触りといった感覚に対して過敏で、強い不快感や恐怖、こだわりがみられることが多く、克服が容易でない。愛着障害では、虐待された状況と結びついた暗闇や閉所、大きな声を恐れたり、身体接触に対して緊張することがある。神経過敏な傾向もしばしばみられるが、自閉症スペクトラムの場合には、より

広範な感覚が過敏となりやすく、固執性と結びついた特有の感覚的こだわりがみられやすい。

④環境やかかわり方の変化に反応するか

愛着障害の重要な特徴は、環境に左右される傾向が強く、その子にとって好ましい環境に置かれると、状態が急激に変わることも珍しくないという点である。真性の発達障害の場合には、基本症状が急速に変わることはなく、むしろ、症状は固執的なまでに不変であるのが特徴である。ただし、精神病症状やうつ症状、躁《そう》状態などが合併している場合、それらの症状は治療によって短期間に変わり得る。

愛着障害の場合、相手との関係によっても、別人のように状態が違ってくる。相手に心を許し、緊張や不安がなくなれば、相互的なやり取りが増え、相手への共感や配慮もみられるようになる。しかし、自閉症スペクトラムでは、相手になじんだ後も、相互的なやり取りをしたり気持ちをくんだりすることが困難で、一方的に自分の関心のある話題について話すというコミュニケーションの仕方が持続しやすい。

愛着障害では、環境次第で認知機能さえも改善する。生活環境や周囲のかかわり方によって、学習困難や社会的認知の障害なども改善する。学力は言うに及ばず、知能自体の面でも、適切な環境で適切な取り組みを行うと著しい改善を示すことが少なくない。筆者がかかわった子でも、一、二年の間にＩＱが三〇ほど上昇したというケースがいくつかある。

遺伝的、器質的要因が強い本来の発達障害の場合には、根気強い取り組みによっても、改善効果はわずかずつゆっくりである。

⑤親や身近な人が安全基地となっているか

愛着障害かどうかを見分ける上で、とても有効な指標は、親や家庭が安全基地として機能しているかということである。このことは、成人のケースにも当てはまる。愛着が安定した人では、親や配偶者、それ以外の家族などが、その人の安全基地となって機能している。

発達障害だけで愛着の問題がない場合には、行動や社会性の問題があったとしても、親との関係は安定し、親に対して信頼感や安心感をもっている。生活に支障はあっても深刻な問題行動は少ない。情緒的にも安定し前向きな傾向がみられ、自分の特性をうまく活かしていることが多い。愛着障害のケースでは、例外なく、親との関係に強いわだかまりや心の傷を引きずっている。後で述べるような深刻で、対処の難しい問題がみられやすい。

安全基地として機能しているかどうかを見分けるには、「何でも話すことができる人がいますか？」と尋ねてみればよい。「何でも話せる人」として、親や配偶者など身近な家族を挙げる人は、安全基地がうまく機能している人である。それに対して、「誰もいない」とか、家族以外の友人や遠く離れたメル友しか心を打ち明けられないという場合には、赤信号だ。本来の安全基地が安全基地としての役割を果たしていないと考えられる。発達の問題があろうがなかろうが、この指標は有効であり、発達障害があっても、安全基地をもっている人と、もっていない人がいる。愛着の問題が合併しているかどうかを見極める重要な手掛かりとなる。

⑥情緒的な不安定さやネガティブな感情が強い

本来の発達障害では、二次的に愛着の問題が起きていなければ、世間ずれしていない天真爛漫さや無邪気さがみられることが多い。愛情をもって、ゆったりと育てられたケースでは、「心がきれい」と表現したくなるような純粋さや素朴さに出合う。

しかし、愛着障害が加わったケースでは、無邪気さや純粋さが変質し、ネガティブな感情や攻撃的な傾向が強まりやすい。物事の良い面をみるよりも、悪い面ばかりに悲観的で批判的な眼差《まなざ》しを注ぐようになる。素直さが消え、ひがみっぽく、強情で傲慢になり、気分や情緒も気まぐれで不安定になりやすい。

近年、児童にみられる気分の波や起伏は、成人の双極性障害（躁うつ病）とは異なり、養育環境の影響が強いことがわかってきた。情緒面や気分の問題が目立つケースでは、愛着障害が隠れていないか考慮する必要がある。

⑦天《あま》の邪鬼《じゃく》な反応や振り回し行動

愛着障害にみられやすいのは、本心とは異なる行動や言動をわざとすることである。意図的に困らせるようなことをしたり、拒否されればされるほど、無理な要求を繰り返したりする。ことに、そうした反応が強まるのは、自分のことを拒否されたとか見捨てられたと本人が感じたときであり、愛情や関心を失うことに過敏に反応する点が特徴である。

問題やトラブルを起こしたり心配させたりすることで、代償的に関心を得ようとする振り回し行動も、愛着障害の特徴である。度の過ぎたイタズラや虚言、盗み、火遊び、迷惑行動などには、そうした心理がひそんでいることが多い。純粋な発達障害の場合、むしろ心理構造は素朴で、周囲を巧みにコントロールするような行動や言動は不得手である。

愛情や承認を失うことに過敏に反応し、相手を困らせるような反応や振り回すような行動が目立つ場合には、愛着障害の存在や合併を考慮する必要がある。

ある少女は、職員が他の少女と親しげに話しているのを見ると、その職員からもらった縫いぐるみを、はさみで切り刻んだ。別の少女は、仲よくしている少女が大切にしている家族の写真を破いてトイレに捨ててしまった。仲よくしているがゆえに、自分にはもてない幸せそうな家族の存在に嫉妬したのである。

ある十代後半の青年は、ときどき備品や所持品を隠した。そして、職員に「なくなった」とか「盗られた」と訴え出るのだ。そういうことをするのは、大抵、職員が他の入所者の対応で忙しく、その青年のことをあまりかまっていないときだった。職員が、対応に右往左往するのを見て、青年は間接的に自分にかかわってもらえたと思うのだ。

⑧依存症や顕示的自傷行為、解離症状

虐待や心的外傷を受けた愛着障害のケースでは、フラッシュバック（過去の外傷的体験がありありと蘇ってくる現象）や解離症状（意識が変容したり記憶が飛ぶこと）を伴う。薬物やアルコールなどに依存しやすく、また対人関係や買い物、過食行為などにも依存しやすい。

一方、自閉症スペクトラムでも、反復的行動を好み、嗜癖《しへき》的行動にふけることもあるが、青年期から薬物依存や対人関係依存がみられることは稀である。万一みられる場合は、愛着障害を合併したケースと考えられる。

また、愛着障害では、自傷行為への耽溺《たんでき》がしばしばみられる。自閉症スペクトラム、特に重症の自閉性障害では、頭を床や壁にぶつける、体をひっかく、顔や頭を叩くといった自傷行為がよくみられる。ただ、自閉症の自傷行為は苛立《いらだ》ちや癇癪《かんしゃく》を自分の体にぶつけるという文脈で行われ、他者の視線はあまり眼中にないのに対して、愛着障害の自傷行為は他者の視線を意識

し、気を惹くような形で行われ、傷痕を顕示したり、隠れて行われる場合も周囲が気づいてくれることを期待する。思春期以降にリストカットやアームカット、根性焼き（タバコの火で皮膚を焼く）といった顕示的自傷行為がみられる場合は、愛着障害の存在を強く疑わせる。

⑨反抗や破壊的行動が目立つ

反抗や破壊的行動も愛着障害に特徴的なものである。特に愛情や関心不足の中で育った子どもや、虐待を受けた子どもに高頻度に見られる。

押さえつけてどうにかしようとすると、ますますエスカレートすることになる。思春期以降、親の手に負えなくなると、非行や犯罪の危険も増す。そうした最悪の状況に至らない場合も、世をすねた、斜にかまえた態度を取ったり、反骨精神が旺盛な性格になったりする。

一方、本来の発達障害では、愛着障害が合併しない限り、特に反抗的になるということはなく、面白がってイタズラをしたり、興味本位な「実験」をすることはあっても、破壊的行動がエスカレートしたり、常習化することはない。親との関係は良好で安定しており、対人関係は不器用だが、一本筋が通って誠実な点が周囲から信頼されることも多い。

⑩性別による違い

男性ホルモンは発達障害の症状を強める。そのため、発達障害は四倍くらいの割合で男性に多い。したがって、男性では愛着障害のケースでも、発達障害に似た症状を呈しやすい。発達障害に似た状態がみられるが、症状が典型的でなく、養育環境の問題も大きいという場合、愛着障害の可能性も念頭におく必要がある。

愛着障害ほど変化の余地が大きい

養育要因の関与が大きいケースほど、変化の余地が大きい。その意味で、愛着障害の要素が強いケースでも、早期発見、早期介入、早期療育の意義は、本来の発達障害に勝るとも劣らない。療育効果の少なからぬ部分は、直接のトレーニングによるよりも、母親が支えられ、励まされ、助言や安心を得ることにより、母親の子どもに対するかかわりが良い方向に変化することから生じると考えられる。愛着障害が混じっているケースほど、劇的に改善することも期待できる。養育要因の関与が、これまで考えられていたよりも大きいということは、決して否定的な意味をもつのではなく、むしろ希望なのである。

可塑性の高い早い時期から働きかけを行えば、遺伝要因がある程度大きいケースでさえも、大きな改善効果がみられる。ましてや養育要因が大きい場合には短期間に顕著な効果が期待できる。環境が子どもにとって望ましい方向に変わり、安定した愛着に恵まれるようになれば、子どもは情緒的に落ち着くだけでなく、知能といった認知機能さえも遅れを取り戻す。十代、二十代のケースであっても、不安定な愛着が問題を悪化させている場合には、その部分の安定化を図ることにより、見違えるほどの変化が生まれることを日々経験している。

第三章　愛着スタイルは「第二の遺伝子」

発達よりも愛着が幸福を左右する

「発達障害」に隠れた愛着障害のケースは無論のこと、本来の発達障害のケースでも、二次的に愛着の問題を抱えていることが少なくない。対処が難しい「発達障害」のケースは、大部分がこのタイプである。そうしたケースでは、発達の視点ばかりで、その子の状況を見立て、改善を図ろうとしても、なかなかうまくいかない。発達という視点とともに愛着という視点からも問題を見立て直すと、解決策が見えてくることがしばしばだ。

発達という視点は、その子の遺伝的特性に重きを置く視点であり、対処の仕方を工夫することはできても、その子自体の特性を変えることはなかなか難しい。しかし、愛着の問題は、発達特性に比べると変化する余地が大きい。そして、実際、愛着の部分がより安定したものに変わることによって、同じ発達特性をもった子どもでも、まるで違うように振る舞い始める。

同じ発達特性をもっていても、その子が幸せだと感じ、安心感や自信をもって暮らせることが、その子の将来を幸福なものに変えていく。逆に言えば、発達の点でまったく定型的な〝ふつう〟の子どもであっても、極度に不安定な愛着の中で育てば、その人生は、過酷でつらいものになってしまう。

発達特性はその子のベクトルの向きを表しているようなものであり、愛着の安定性は、その子のベクトルがいかに力強いものであるかを表していると言ってもいいだろう。どちらにベクトルの矢印が向いていようと、その矢印が安心と自信に満ちたものであれば、その子はきっと幸福を摑《つか》み取ることができるのである。

では、なぜ、愛着は、その子の人生にとってそれほど重要なのだろうか。愛着障害について考えていく前に、そもそも愛着とは何かをみていこう。

愛着とは何か

愛着とは子どもと親との間に生まれる絆である。この場合の親とは遺伝的な親というよりも、むしろ、育ての親（養育者）を意味する。いくら血がつながっていても、その子を育てなければ、愛着は育まれない。子どもにとっても親にとってもそうである。愛着とは相互的な現象なのである。

つまり愛着とは、生まれてから後に獲得されるものなのである。いくら健康で、何の欠陥もなく生まれてきても、養育者にちゃんと育てられなければ、安定した愛着は育まれない。愛着は養育者という他者の献身があって初めて成り立つ現象なのである。

もう一つ愛着という現象の特異な点は、単に心理的のみならず生理的、身体的な結びつきだということである。愛着は生物学的な現象でもあり、その歴史は人類の歴史よりもはるかに長い。後でみていくように、人間の愛着システムは、他の哺乳類の愛着システムと基本的には何ら変わらないものであり、子どもの生存にとって不可欠なものなのである。

愛着が十分に形成されないことは、成長や発達にも深刻な影響を及ぼし、生命さえも脅かす。そうしたことが理解されなかった当時、施設で育つ孤児たちの死亡率は、二十世紀半ばにおいてさえ、三割を超えていた。栄養的には不足がなくても、安定した愛着が形成されないと、命にさえかかわるのである。

愛着には臨界期がある

愛着が生物学的現象であることと関係するが、愛着の形成は、いつでも起きるというわけにはいかない。刷り込み現象と同じように、愛着形成が可能な時期は、生後の一定期間に限られるのである。この期間は「臨界期」と呼ばれ、生後一歳半頃までが、その期間に当たる。その時期を過ぎてしまうと、愛着形成はスムーズにいかなくなる。後から取り戻そうとしても難しいのはこのためである。

この時期に安定した愛着が形成されないと、その子は、親に対してだけでなく、他の誰に対しても安定した関係をもつことが困難になる。愛着障害の原因として、まずこの時期に母親とのかかわりが不足することが挙げられる。

ある少女の母親は、生まれて間もなく置き手紙をして蒸発してしまった。少女は祖父母のもとで育った。小学校五年のとき、ひょっこり母親が現れ、その後、たびたび顔を合わせるようになった。中学二年のときには一緒に暮らし始めた。母親のことを理想化し求め続けていた少女だったが、いざ母親と生活を共にし始めると、何とも言えない違和感、生理的に受け付けられない嫌悪感のようなものを覚えるようになったという。結局、母親との暮らしは喧嘩別れに終わった。

幼い頃、母親が働くために祖母に預けられて育った少年は、母親に引き取られた後も折り合いが悪く、何かというとすぐにいがみ合いになった。お互いうまくやっていこうと心の中でいくら決心していても、顔を合わせていると嫌な気分が抑えられなくなってしまうのだと話していた。

かかわるべき時期にかかわり損ねると、後で取り戻すことは容易ではない。

こうしたことが起きやすい状況として、母親が働かねばならないという事情とともに、多いのが母親のうつといった健康上の問題である。産後、多くの女性が、程度の差はあれ、うつを経験する。うつ状態になると、いくら子どもとかかわりたいと思っても、それが困難になってしまう。結果的に子どもの世話をしたり、子どもの反応に応えてやる応答的なかかわりが不足してしまう。それは愛着の形成にも影響する。どういう事情があるにしろ、それは子どもの人生を大きく左右することになる。

『あすなろ物語』『氷壁』『敦煌』などの名作で知られる小説家の井上靖は、特異な生育歴の持ち主であった。彼は実母から離れて、血のつながりはないが、祖母と呼ぶ女性に育てられた。母親が下の子を出産するときに、靖をその女性に預け、靖がその女性に懐いてしまったため、今さら離しがたくなったのだという。あるいは、下の子を産んだ後、母親のひだちがあまりよくなく、産後うつなど、負担に耐えられない状態があったのかもしれない。

幼い靖も親もとに戻るよりも、その女性のもとにとどまることを選んだのだという。靖をそもそも遠く離れた人のもとに預けたこと、さらに靖を無理にでも取り戻そうとしなかったこと、そこには複雑な事情があったとはいえ、もともと靖と母親との間の愛着があまり強いものではなかったことを推測させる。実際、靖は、その後の人生においても、実母と縁の薄い人生を歩むことになる。

近頃、年老いた実母と井上靖のかかわりを綴《つづ》った自伝小説が映画化されたが、井上の母親に対する思いは、単純なものではなかった。井上の中には、捨てられたという思いがあり、母親との暮らしは、その古傷と向き合うことだったからだ。だが、その原体験こそが井上靖の文学を生み出す原動力ともなったに違いない。

愛着には選択性がある

愛着という現象のもう一つの大きな特徴は、それが特定の存在との特別な絆だということである。それを愛着の「選択性」という。特定の相手とは、普通は母親だが、それ以外の養育者の場合もある。いつも身近にいてくれ、その子の欲求に応えてくれる存在に対していったん愛着が成立すると、子どもは愛着対象となった人とそうでない人をはっきり区別し、愛着対象だけを追い求めるようになる。愛着対象となった人しか、その子に十分な安心と満足を与えてやることはできない。

通常、生後六カ月頃から人見知りが始まる。母親とそれ以外を区別し、いつも見かけない人に対しては懐こうとしない。これは、愛着形成が正常に育まれていることを示す。ときに、人見知りのない子や遅い子がいるが、それは良い兆候というよりも気がかりな兆候であり、愛着がうまく形成されていない可能性がある。

いったん愛着が成立すると、かかわる時間や世話がわずかであっても、愛着対象であり続ける。一番長い時間を過ごし、一番世話をしてくれる存在が愛着対象とは限らない。かかわりの量ではなく、質なのである。長い時間を一緒に過ごす保育職員や乳母よりも、短い時間しか過ごさない親の方に愛着を示す。ただ、そう思って慢心し、かかわりを怠っていると、親との愛着が不安定になり、大きくなっても、どこか他人行儀になったり、ぎくしゃくしたりということになりかねない。

多人数がかかわることは、むしろマイナス

したがって、愛着がダメージを負う状況として重要なのは、愛着の選択性が損なわれることである。仮に養育者の交代が行われても、特定の人が中心的に養育にかかわれば、愛着の安定が得られる場合もある。だが、何人もの人が頻繁に入れ替わって、その子の養育にかかわった場合には、選択的な愛着が育たない。親との離別、死亡、入院などのため、養育者が頻繁に交替したり施設などに預けられた場合には、そうした問題が生じやすい。

施設で多人数の職員が交替で分業的に子どもにかかわることは、その状況を助長する危険がある。多人数の職員が入れ替わり立ち替わり世話をすると、特定の愛着対象との選択的な絆の形成が妨げられ、計算上は十分な人数をかけているはずなのに、子どもは安定した愛着を育めず、さまざまな問題を抱えるということになる。

効率化した子育てが思わぬ弊害を招くことを示した一例として、イスラエルの集団農場キブツでの養育が知られている。イスラエルの建国初期から作られた集団農場キブツでは、子育ての負担を最小限にするために、子どもは「子どもの家」と呼ばれる保育施設に集められて世話を受けた。母親が生まれたわが子と過ごせるのは生後から六〜十二週までの間だけで、母親は速やかに仕事に復帰し、授乳時間以外は働いたのである。生後一年までには母親は完全にフルタイムで働くようになる。午後四時から午後七時までの夕べの団らん時間だけは、子どもは親もとで過ごすが、それ以外は夜間も子どもの家で過ごす。保母は交替で勤務し、昼間と夜間は別々の保母が担当するのが普通であった。

女性も労働力として働くことが求められたという事情もあったが、同時に、早くから母親から離れて暮らすことで、子どもがたくましく自立するという期待もあった。だが、この「実験」は、贔屓目《ひいきめ》に見ても失敗だった。

キブツで育った子どもたちは、母親に対してだけでなく、父親や保母に対しても不安定な愛着を示すことが多く、通常の二倍から三倍近い子どもが「抵抗／両価型」と呼ばれる不安定な愛着パターンを示した。これは、見捨てられ不安が強く、素直でない反応を特徴とするものである。安定型と分類された子でさえ、抵抗／両価型の傾向がみられた。しかも、この傾向は大人になってからも認められたのである。

こうした弊害は、夜間だけでも家族水入らずで過ごすことで、かなり緩和されることがわかり、近年は昼間だけ預ける方式が中心だという。

この教訓は、決して、遠いよその国の出来事ではない。わが国でも、子どもを早くから預けて母親が働くという状況が珍しくない。夜勤などがある場合には弊害が出やすく、子どもがある程度大きくなるまでは、できれば夜の時間だけでも、家族が一緒に過ごせることが望ましい。

多人数の職員による保育が、愛着形成や子どもの発達に有害であることを示すもう一つの例を取り上げよう。

ブカレストの養護施設で、ある試験的な試みが行われた。孤児たちを二つのグループに分け、一つのグループでは、三十人の子どもの世話を二十人の職員が交替勤務で行うという通常のやり方を、もう一つのグループでは、集団の規模を十人に減らすとともに、四人の職員でみるやり方を行ったのである。一人当たりの職員数でみると四割も少ないことになるが、後者のグループの子どもの方が前者よりも、はるかによい状態を示し、発達検査でも、親もとで育っている子どもと遜色のない成績を収めた。特定のスタッフが少人数でかかわる方が、質的に良いかかわりができるのである。

子ども一人当たり何人のスタッフという計算で、人員が足りているかどうかが評価されるが、その方式は愛着という観点をまったく無視したものだと言える。

心に大きな傷を残す脱愛着

愛着が傷を負うもう一つの状況は、愛着対象となった存在との別離や長期にわたる不在である。小さな子どもは、絶えずすぐそばにいて、自分の欲求に応えてくれる存在を必要とする。愛着対象が一、二時間いないだけでも、子どもは不安になり、探し出そうとしたり、泣いて呼び戻そうとしたりする。ましてや数日、数週間という間、愛着対象が戻ってこないと、形成されかけた愛着の絆は、大きなダメージを被る。

愛着対象がいなくなると、最初の一日、二日は、そのことを受け止められず、泣き叫び、愛着対象のところへ連れて行けとせがみ、それが叶わないと怒りや抗議をぶちまける。「抵抗」と呼ばれる段階である。

それでも愛着対象が現れないと、子どもは仕方なく泣くのを止めるが、自分が見捨てられたことに打ちひしがれ、うなだれている。周囲には関心が乏しくなり、自分の心の殻に閉じこもって、指吸いなどの自己慰撫《いぶ》的な行為にふける。食欲もなく、普段なら楽しんでする遊びにも興味を示さない。「絶望」の段階である。

さらに時間が経つと、愛着対象に執着する思いは薄れていき、求める気持ちも淡いものになっていく。やがて、それは微かな傷痕だけを残して、心から消えていく。「脱愛着」の段階に達したのである。執着し求め続けることは、生きていくことをつらくするだけである。生き延びるために、子どもは愛した存在への執着を心から消去したのである。

いったんこの段階まで行き着くと、たとえ再会してもすぐには元に戻らない。時間とともに元に戻ったように見えても、無傷の関係とは言えない。心のどこかに、またいなくなってしまうのではないのかという疑心暗鬼を引きずり、もう傷つかないために心を許すことを避けてしまう。

二つの愛着障害

脱愛着の傷が深い場合には、誰に対しても心を閉ざし、懐こうとしない状態を生じる。ほとんど無言で、表情もなく、感情を失ったように見えることも多い。この状態が持続的にみられる場合が「抑制性愛着障害」である。

小説『嵐が丘』の主人公ヒースクリフは、親も家もなく、リバプールの街で浮浪児となり、ほとんど口もきけない状態でいるのを、たまたま出会ったアーンショー家の主人に連れられて、嵐が丘の邸《やしき》にやってくる。その家の息子からいじめられても、声ひとつ涙ひとつ見せたことがなく、誰にも心を開かなかった。ヒースクリフは抑制性愛着障害の典型的な姿として描かれているといえるが、そんなヒースクリフが唯一心を開くことになったのが、いつも彼の味方をしてくれたアーンショー家の娘キャサリンだった。しかし、ある嵐の夜、ヒースクリフはアーンショー家から飛び出して行方をくらましてしまうのである。

ここまで重度ではないが、愛着対象に対してクールで、距離をとった態度を示す愛着のタイプを「回避型」と呼ぶ。回避型は、その子に対する親の愛情や関心が乏しいネグレクトのケースにみられやすい。

児童文学としても広く親しまれる『にんじん』の主人公も、そんなタイプである。赤い髪の毛とそばかすだらけの顔のために、「にんじん」と呼ばれる少年フランソワは、母親からネグレクトや精神的虐待を受けて育つ。母親は姉の方ばかりを可愛がり、にんじんには意地悪で辛《しん》辣《らつ》な扱いしかしなかった。母親から愛されない「にんじん」の姿は、幼い頃の作者ルナール自身であったとされる。にんじんが見せる奇行は、ますます彼を周囲から困りもの扱いさせるのだが、そうした悪循環も愛着障害の子どもにしばしばみられるものである。

にんじんは、ひどくシニカルで醒めた視線で物事を淡々と受け止める。悲しいとか愛されたいといった感情は彼の心から締め出されている。それは傷つかないために、いつのまにかにんじんが身につけた流儀だったが、それは傷つくことを避ける回避型の子どもの無関心、無感情と解することもできるだろう。

愛着対象を喪《うしな》う経験をしても、まったく正反対の反応をする場合もある。優しくしてくれる人なら誰にでも懐き、かまってもらおうとする場合である。こうした状態が、「脱抑制性愛着障害」である。特定の人と安定した愛着が形成されていないという点では、やはり愛着は不安定である。このタイプは、甘えようとする相手が少しでも拒否的な反応をみせると過剰に反応し、しがみつこうとしたり、攻撃したり、困らせることをしたり、自分から拒否したりする。

脱抑制性愛着障害の子どもは過度に人懐っこく愛らしい一面と、情緒不安定で衝動的で、極度に移ろいやすい一面をあわせもっている。そうした子どものみごとな描写の一例は、今も多くの人から愛される名作『赤毛のアン』に見出すことができる。作者のモンゴメリー自身が一歳のときに母親を亡くし、継母との暮らしになじめず、祖父母のもとで育てられた経験があり、その原体験が反映されたものとなっている。

孤児院から男の子を寄越してほしいと依頼していた老夫婦のもとに、手違いで女の子の自分がやってきてしまったと知ったとき、アンはこう嘆く。

「わたしなんかいらないのね！　わたしが男の子じゃないから、いらないのね！　どうしてわからなかったんだろう。わたしをほしがる人なんか、今までだっていたことがないのに。こんなすてきなことが、長続きするはずないわよね。そうよ、わたしをほしがる人がいるほうがおかしいのよ。ああ、どうしよう。わっと泣きだしちゃいそう！」（L．M．モンゴメリー『赤毛のアン』掛川恭子訳）

見捨てられた体験をした子どもが抱く、誰も自分を愛してくれる人なんかいないという愛着不安は、モンゴメリー自身が胸の中に抱えてきた叫びだろう。そして、少しオーバーアクションで、饒舌《じょうぜつ》で、感情過多で、ストレートに気持ちを訴えかけずにはいられない過剰反応ぶりも、多動で、新しい物好きで、衝動的な点とともに、脱抑制性愛着障害の子どもの特徴そのままと言っていいだろう。

このタイプの程度が軽いものが、抵抗／両価型と呼ばれるタイプで、過剰で、しばしば空回りする愛着行動を特徴とする。母親が優しいときと厳しいときの差が大きかったり、気に入らないとヒステリックにその子を拒否したりするケースでみられやすい。

ただ、母親の育て方だけが問題ではない。先ほどのイスラエルのキブツで育った子どもに抵抗／両価型が多かったことにも示されるように、幼いうちから愛情不足や別離が頻繁に起きる不安定な愛情環境に置かれることも要因となると考えられる。

身近に起きがちな状況としては、ごく幼い頃から保育所や人手に預けるという場合である。特に一歳未満で長時間預けることは、愛着や発達面でも影響が出やすいとされる。預けられることにあまり適応できない不安の強い子では抵抗／両価型を示しやすく、将来的には不安型と呼ばれる愛着スタイルを示しやすい。一方、保育所という環境によく適応できる子では、逆に親との愛着があっさりとしたものになり、大きくなって回避型の愛着スタイルを示しやすい。

すべての子どもが影響を受けるわけではないが、敏感な子どもの場合には、できれば幼いうちは人の手に預ける時間を最小限にした方が無難だろう。

四つの愛着パターン

その子が受けてきた愛情の歴史の総決算が、その子の愛着の安定性やパターンとして生涯刻み込まれることになる。

子どもは満一歳の時点ですでに異なる愛着パターンを示し、一歳半の時点でははっきり区別できるようになる。愛着パターンを分類する方法としてもっともよく知られているのが、メアリー・エインスワースが開発した新奇場面法である。新奇場面法では、子どもは母親に連れられて検査のための部屋に入る。そこに見知らぬ人が現れて、子どもと遊び始める。そのうちに母親はこっそり部屋から姿を消す。しばらくしてから母親が戻ってくる。その間の子どもの反応を観察し、それにより分類を行うのである。

愛着の安定性がもっともよく表れるのは、母親がいなくなったとき以上に、母親と再会するときである。愛着が安定した子どもでは、母親との再会を素直に喜ぶ（「安定型」）が、愛着が不安定な場合には、母親に対して激しく怒りをぶつけたり、抱っこしようとするのを拒んだり、ときには母親を叩いたり蹴ったりする。かと思うと、母親が入ってきたことにも無関心で、自分の遊びを続けている子どももいる。

前者のように素直でない反応を示し、別れることに過剰な不安を示すタイプを「抵抗／両価型」、後者のように母親に対して関心や反応が乏しく、近づこうともしないタイプを「回避型」と判定する。両者を合わせて「不安定型」と呼ぶ。

子どもの中には、両方の反応が無秩序に入り混じり、どちらとも判別しがたいケースがある。こうしたケースでは、情緒的にも不安定で、意味がよくわからない行動もみられやすい。このタイプは「混乱型」と判定される。混乱型は、不安定で気まぐれな親から虐待を受けている子どもに典型的に認められる。子どもが示す無秩序な反応は、親の行動を予測できず、どう反応したらいいかわからない状態を反映したものだと言える。

これら四つの愛着パターンは、その後の対人関係の鋳型となり、長く影響を及ぼすことになる。

愛着パターンは変化し得る

愛着パターンはある程度恒常性をもったものであるが、まだすっかり固定されたわけではない。特に小さい頃であれば、周囲の接し方によって、不安定型から安定型に変化し得る。また逆に、一歳半の時点で安定型を示している子どもでも、その後、母親が不安定になったり、子どもにかかわる余裕をなくし、十分かまうことができなくなると、愛着が不安定型に変わってしまうこともある。

接し方によって変化するだけでなく、子ども自身の年齢が上がり、子どもなりに安定を得ようとして愛着パターンが変化する場合もある。もっとも顕著な例として知られているのが、混乱型の子どもの場合である。

一、二歳の時点で、混乱型を示していた子どもも、早い子では三歳頃から、多くは五、六歳頃から、特有のパターンを示し始める。「統制型」と呼ばれるもので、その特徴は、子どもの方が親をコントロールしようとすることである。

統制型には、さらに二つのタイプがある。一つは「懲罰型」と呼ばれるもので、親に罰を加えたり困らせることで、親をコントロールしようとする。もう一つは「懐柔型」と呼ばれ、子どもの方が親の相談相手になったり、甲斐甲斐しく手伝いをしたりして、あたかも保護者のように親を支え、親の気分や行動をコントロールしようとする。親の顔色を敏感に読み取り、機嫌を取ったり、気分を盛り立てようとする。過度に良い子に振る舞い、親に協力する子どもも、そうしたタイプであり、実際にはひどい虐待や心理的支配を受けていたりする。親に合わせることで、どうにか安全を確保し、生き延びようとする子どもながらの適応戦略の結果だと考えられる。

懲罰的なコントロールを示す子どもは、他人とのかかわり方が情愛的で共感的な結びつきよりも、支配や操作を重視したものになりやすく、力しか信じない基本的信念へとつながっていきやすい。

ウソをついたり病気のふりをして関心を惹き、親を右往左往させて、満足を味わうという場合もある。物をわざと壊したり、捨てたり、隠したりする困らせ行動も、懲罰的コントロールの一つである。

こうした行動がみられる場合には、共感的なかかわりが不足したり、かかわり方が気まぐれで不安定なものになっている。子どもが安心できることを第一に考え、子どもの表面的な行動ではなく、気持ちに目を向け、心をくんだ対応を心がけると、問題行動は自然に収まっていく。逆に、悪い行動ばかりを問題にし、それを無理やり止めさせようと、親の方も懲罰を与えるというやり方をすると、子どももそれに対して懲罰で応じようとし、「懲罰合戦」になってしまう。そうなると、いっそう反抗的になり、親を困らせる行動をもっとエスカレートさせる。

一方、懐柔型の子どもは、他人の意向を敏感に感じ取り、それに迎合することで安全を確保するという生き方を発展させていきやすい。その典型は依存性パーソナリティと呼ばれるもので、他人にノーと言えず、自分を利用したり搾取している相手に依存してしまうことも珍しくない。

養育か生まれもった気質か

愛着の安定性や愛着パターンの違いは、母親がそばにいて育ててくれたかどうかや、母親がその子に対して反応豊かで愛情深いかかわり方をしたのか、それとも鈍感で無関心なかかわり方しかしなかったのかといった養育要因が大きいとされる。

双生児研究という方法によって、遺伝要因と環境要因の関与の大きさを求めることができる。これまでの研究によると、遺伝要因の関与は無視できるほど小さいか、せいぜい二五%という結果であり、環境要因の関与が大きいことが裏付けられている。

実際、一卵性双生児でも、異なる愛着パターンを示す場合がある。一方の子どもは母親に懐き、遠慮なく甘えるのに、もう一方の子どもは、母親に対してどことなくよそよそしく遠慮し、母親の方もあまりその子を可愛がらなかったりする。そうした違いは、母親のかかわり方の違いから生まれることが知られている。たとえば、一人の子どもは母親がもっぱら抱いていたが、もう一人は父親や祖母が抱くことが多かったといった状況である。

母親自身が抱いていた子どもとの愛着の方が安定し、夫や祖母が抱いていた子どもとの愛着は、いつのまにか不安定なものになってしまう。愛着が、生理的な現象であるという点の恐ろしさでもある。

愛着が接し方によって左右されることを示すもう一つの根拠は、同じ子どもでも、相手によって違う愛着パターンを示すという事実である。たとえば、母親との愛着が不安定でも、祖父母や父親との愛着は安定型を示すという場合もある。逆に母親との愛着は安定しているが、父親や祖父母との愛着は不安定型を示す場合もある。愛着パターンの違いは、子どもに備わった愛着パターンではなく、大人の側の愛着スタイルを反映していることが多い。不安定な愛着スタイルをもつ大人に対して、子どもも同じように不安定な愛着パターンを示しやすくなる。それは、子どもが相手の反応に適応した結果なのである。

普段接している家族に安定型の愛着スタイルを示す人が多いほど、子どもが示す愛着パターンも安定したものとなりやすいが、母親の愛着スタイルの影響は大きく、他に安定型の人がいても補いきれない場合もある。ことに小家族化により、核家族やひとり親家庭が増えると、その影響は極めて大きくなる。

もう一つ重要なのは、夫婦間や家族間の葛藤が強い場合、子どもの愛着に影響してしまうということである。たとえば、両親がいがみ合っている状況で、子どもが母親の味方についている場合でも、父親と子どもの愛着が不安定になるだけでなく、母親と子どもの愛着も不安定になりやすい。子どもの前では、諍《いさか》いを避けるのはもちろんだが、陰で悪口を言うといった状況も、同じ結果を招く。

言うまでもないことだが、養育環境の影響が大きいということは、母親だけに原因があるという意味ではない。むしろ母親がうまく支えられていないという状況に真の原因があることも多い。

愛着は養育要因の関与が非常に大きいのだが、わずかとはいえ、遺伝要因がかかわっていることも無視できない。それは生まれもった子どもの気質であり、それが育てやすさやかかわりやすさに影響を及ぼす。生まれたときからよく泣き、気性が激しい子と、そうでない子がいるのは事実であり、また、気性の穏やかな子の方が、手がかからず育てやすい。少し大きくなってからも従順で、よく言うことを聞く。

気質に関連するいくつかの遺伝子タイプ（多型と呼ばれる）が知られている。神経質で不安が強いタイプや、好奇心が強く衝動的なタイプは、ある程度、遺伝子のレベルで決定されている。そうした多型をもった子どもは、そうでない子どもに比べて育てにくく、愛着も不安定になりやすい。また、そうした子どもでは、両親の不和や押さえつけるような育て方によって悪影響が生じやすい。しかし、後でも見ていくように、そうしたタイプの子どもでも、子どもの気持ちをくむかかわりが行われれば、むしろ親との関係も安定し、問題行動が増えることもないのである。

安全基地が子どもの可能性を伸ばす

このように愛着は母親との関係だけでなく、それを鋳型としてすべての対人関係の土台となる。なんと一歳半のときの愛着パターンは、大人になってからも七割の人で、同じ傾向が認められるのである。

しかし、愛着が重要なのは、それが対人関係の原基になるからだけではない。もっと幅広い影響を、生涯にわたってもたらすからである。というのも、愛着を土台に、その後の情緒的、認知的、行動的、社会的発達が進んでいくからであり、その土台の部分が不安定だと、発達にも影響が出ることになる。愛着障害が発達障害と見誤られてしまうのも、一つにはそこに原因がある。

安定した愛着を後ろ盾として、子どもはさまざまなことを学び、吸収し、自らを育んでいく。こうした愛着の働きを、発達心理学者メアリー・エインスワースは、「安全基地（safe base）」という言い方で表現した。いざというときには、一〇〇％安心して頼ることができる存在との絆によって守られ支えられているからこそ、子どもは外界に目を向け、新たなことを体験したり、挑戦することができる。そうした外に向かう行動を、ボウルビィは「探索行動」と呼んだ。

幼い子どもが母親のもとを離れて、石ころや葉っぱを触りに行くのも、もう少し大きくなって、同じ年頃の子どもとかかわりをもとうとしたり、絵本を眺めたりするのも探索行動である。

愛着という安全基地をベースキャンプにして、子どもは探索行動を行う。愛着がしっかりしていると、子どもは探索行動に積極的になり、新しい知識や体験を増やしていきやすい。つまり、愛着は情緒や社会性の面だけでなく知的発達さえもバックアップしている。

実際、母親との愛着が不安定な場合には、知能も低い傾向がみられ、親のＩＱと子どものＩＱを比べた場合も、子どもの方がＩＱが低い傾向がみられる。経験的に言っても、養育環境に恵まれていれば、もっと伸びたであろうというケースにしばしば出合う。

さらに、愛着は心理的な現象にとどまらず、生理的な現象でもあり、生理的な反応にさえ影響する。たとえば、ストレスに敏感な体質になったり、将来、うつや不安障害になったり、高血圧や過敏性大腸症候群になったりするリスクにも、愛着が安定したものとして育まれたかどうかが影響する。

生みの親から離れて施設で育てられた子どもたちは、十分な栄養が与えられている場合でも、成長や発達の著しい遅れを示し、二十世紀の中葉においてさえも、およそ三人に一人が幼いうちに亡くなった。それは、生命を守る生理的機能自体が弱くなり、ストレスや感染に対して抵抗力をもてなかったからである。

さまざまな事情により親からの愛情や関心が不足する中で育った子どもは、安定した愛着を育むことができず、不安定な愛着はその後の発達全般から、さらには、その後の生き方や病気のリスク、老化の速度や寿命にまで影響が及ぶことがわかっている。その意味で、愛着は、「第二の遺伝子」と言っても決して過言ではない。

安全基地が〝安全〟でなくなるとき

子どもの発達にとっても、精神的安定や身体的健康にとっても、愛着が安全基地として機能することはとても重要だと言えるだろう。それゆえ、その安全基地が、本来の機能を果たすどころか、子どもにとってむしろ危険な場所となってしまうと、どれほど深刻な影響が生じるかは想像に難くない。

虐待やネグレクトのケースでは、まさにそうしたことが起きている。子どもは、対人関係の面や発達の面で障害を抱えやすくなるだけでなく、心身の健康も脅かされやすくなる。しかも、その影響は、虐待やネグレクトを受けていた時期だけでなく、生涯にわたって続くのである。

しかも、不安定な愛着の問題は、決して施設で育ったような子どもだけの問題でなく、普通の家庭で育った子どもにも、かなりの割合で認められることがわかってきている。およそ三分の一の子どもが不安定型の愛着パターンを示し、混乱型の割合も一割を超えるのである。

虐待と気づかずに普通の家庭でも起きやすい問題は、過度の支配と否定的な言葉による虐待である。良かれと思って、子どもの主体性を押しのけて親がすべてを差配し、子どもに親が最善と考えることを強いてしまうと、子どもには強制収容所を体験したような効果が現れ、結果的に虐待になってしまう。

また、親が何の気なく使う否定的な言葉も、子どもの自己肯定感を打ち砕き、否定的で被害的な認知を刷り込み、安心感を損なうことになる。これもまたイジメと変わらない効果をもつ。そうした親の〝癖〟は、親自身の愛着スタイルと関係しており、過去の否定的体験に根ざしていることが多い。不幸の連鎖を断ち切るためにも、まずその〝癖〟を自覚して、止めることである。

成人し、中年となった段階でも、およそ三割の大人が、不安定型愛着スタイルを示す。つまり、幼い頃の不安定な愛着を、ほとんどの人が大人になっても引きずり続けているということである。

イジメは虐待と同等の影響を及ぼす

虐待やネグレクトが愛着障害を引き起こすもっとも重大な要因であることに異論はない。だが、家庭環境にばかり責任があるわけではない。子どもが家庭外で受ける体験も、ときに愛着に深い傷を負わせる。子どもにとって、親からの虐待に劣らないほどの影響力をもつのが、同年代の子どもからのイジメや仲間はずれである。

イジメは、虐待が反応性愛着障害を引き起こすのと同じように、子どもの愛着を不安定なものに変え、対人関係の困難だけでなく、情緒的、行動的、認知的な悪影響をもたらす。その影響は凄《すさ》まじいばかりである。成人してからでさえ、愛着スタイルは、配偶者との関係などで変容を被る。ましてやまだ成長途上の子どもが、同年代の子どもから受けるイジメの影響は甚大と言わざるを得ない。

愛着スタイルを不安定なものに変えられるということは、基本的安心感を壊され、他人との信頼関係を困難なものに変え、ストレスにも過敏になり、将来の健康さえも脅かされるということを意味する。

非定型発達の子どもは、多数派である定型発達の子どもとの特性の違いから、イジメや仲間はずれのターゲットとなりやすい。それによって、二次的な愛着障害が生じる危険もある。非定型発達への理解とこうした子どもを守ることは、非常に重要な課題である。

親との愛着がもともと不安定で、特に不安の強い両価型の子どもは、特にイジメのターゲットにされやすい。非定型発達であっても、親との愛着が安定していると、基本的安心感が強く、イジメの対象になりにくいだけでなく、万一攻撃を受けても、助けを求めたり外圧をはねのけやすいことが知られている。

イジメ以外にも、ハラスメントやDVといった虐《しいた》げられる体験も、叱責ばかりを受けるといった否定的体験も、愛着を不安定にする。これら一連の弱者を虐げる行為は、結果的に、その人の安心と信頼の基盤である愛着の安定性を損なってしまうのである。その結果、加害者に対してだけでなく、それ以外の人に対しても関係が不安定になりやすい。それまで安定型を示していた人も、非共感的な環境で安全基地となる人もいない中、攻撃を受けて過ごさねばならないと、次第に不安定型に変化してしまう。共感的な環境で、安全基地となる人に支えられて過ごすということが、健全な発達と幸福な人生にとって、とても大事なのである。

こうした変動を経ながらも、年齢が上がるとともに、一定した愛着パターンを示すようになり、それは、多くの他者に対しても普遍化されていく。十代の半ばまでには、おおむね定まった愛着パターンを示すようになり、十八歳を迎える頃には、愛着スタイルと呼ばれる、ほぼ固定したものとなっていく。

ただし、その後も、その人が味わう体験によって、愛着スタイルは変動し得る。もっとも重要な要因は、配偶者などのパートナーとの長年にわたる関係だと考えられている。それ以外にも、愛着が深い傷を負うような心的外傷体験は、愛着スタイルに影響を及ぼし得る。

各愛着スタイルについての詳しいことは、拙著『愛着障害　子ども時代を引きずる人々』などを参考にしてほしいが、ここでは各愛着タイプについて、生じやすい問題を中心に整理しておきたい。

愛着タイプと生じやすい問題

【回避型】

回避型の最大の特徴は、親密な関係や感情的なかかわりを避けることである。スキンシップを嫌がる傾向もみられる。他者に対する関心が乏しく、行動を共にすることにも歓《よろこ》びを感じにくく、独立独歩を好む。そのため、他の子どもと遊ぶことよりも、自分一人でできる遊びや物に対して興味を示す傾向がみられる。

生じやすい問題としては、感情や表情が乏しくなりやすく、他者とのかかわりにも消極的となってしまうことである。その結果、社会的な孤立や孤独な人生を招きやすい。また、自分が受けるストレスを言葉にして訴えたり、適切な形で発散するのが苦手なため、ストレスを溜めこみやすく、それを歪な形で爆発させたり、自覚しないストレスが体の症状となって現れたり、知らないうちに病気が進行していたりということも起きやすい。

もう一つの問題は、理屈と知識では優れているが、共感性や思いやりが乏しくなりがちなことで、自己中心的な傾向や他人を冷酷に利用する傾向がみられることもある。

【抵抗／両価型（不安型）】

抵抗／両価型は、愛されている、守られているという安心感が乏しく、見捨てられることや拒否されることへの不安が強い。そのため、甘えたいのに素直に甘えられないといった両価性や、本心とは反対の行動をとるといった逆説的反応がみられやすい。相手の顔色に対して敏感で、少しでも拒否されたり、自分が否定されたりする気配を感じ取ると、しがみつこうとしたり、逆に攻撃したりして、激しい反応を示す。他人の良い点を素直に認めるよりも、悪い所ばかりに目が向くため、人に対して批判的で、否定的な感情を抱きやすい。

その結果、対人関係が不安定になりやすい面と、極度に依存的な面がみられる。後者の要素が強まると、人の顔色に敏感で、他人に過度に迎合し、言いなりになってしまいやすい。そのため、イジメや不当な支配を受けたり、他人から都合よく利用・搾取されやすい。また、不安感が強く、青年期に不安障害になる危険が、安定型の人の三倍程度とされる。

【混乱型、統制型】

混乱型の子どもに高頻度に認められる問題として、ＡＤＨＤがある。また、少し大きくなって統制型に発展した場合、懲罰型の子どもでは、攻撃的行動や非行がみられやすく、また虚言や困らせ行動も、よくみられるものである。それを押さえつけて止めさせようとすると、ますます問題行動がエスカレートし、反抗挑戦性障害になるケースも多い。一方、懐柔型のケースでは、対人関係への依存を生じやすい。

どちらの場合も、自己否定感を抱えやすく、思春期以降、境界性パーソナリティ障害に発展することが少なくない。意識や記憶が飛ぶ解離性障害になるリスクも高い。

第四章 生物学的メカニズムからわかること

見分けがつきにくいのには理由があった

発達障害と愛着障害の症状が似ていて、ときには、専門家でも見分けられないのには理由がある。一つには、発達が愛着を土台として生じるため、愛着形成が不安定だと、結局、発達も損なわれやすいということもあるが、実は、もっと根本的な原因がある。意外なことに、発達障害と愛着障害は、その基盤となる生物学的メカニズムが少なからず共通しているのである。発達障害は主に遺伝要因や器質的要因によって起き、愛着障害は養育要因によって起きるという違いはあるものの、どちらも共通する生物学的基盤に問題が生じている面があり、症状が似るのも当然なのだ。

では、共通する生物学的基盤とは何だろうか。そこには、いくつかの仕組みがかかわっているが、中でも、子育てに特に深くかかわっているのがオキシトシン・バソプレシン・システム（以下、簡単にオキシトシン・システム）である。愛着障害は、このオキシトシン・システムの機能不全だといえるが、オキシトシン・システムは社会性や攻撃性、不安のコントロールなどに極めて重要な役割を果たしている。さらに近年、オキシトシン・システムの異常は、不安障害やうつ、摂食障害や依存症などのリスクを高めるだけでなく、実は発達障害の原因となり得ることもわかってきた。

まず、愛着を支える上でもっとも重要な生物学的基盤であるオキシトシン・システムから見ていくこととしよう。

オキシトシンと愛着

親が子どもを育てるという自己犠牲的な行為がなければ、種の維持は困難になる。しかし、なぜ、夜も眠らずに子どもの世話をし、自分の栄養を削ってでも、母乳や食物を子どもに与えるということができるのだろうか。

そこにかかわっているのが、言うまでもなく母（父）性的愛情であり、子どもとの愛着である。母性や父性と愛着は密接な関係があり、愛着は親子関係のような養育・扶養関係の土台となっている。

愛着は、親から子に対しても、子から親に対しても生じる相互的な結びつきである。産むこと以上に、育て、世話をし、可愛がることによって、愛着は親の側からも子どもの側からも形成され、不変の絆へと育っていく。しかし、そうしたことが起きるのは、どういう仕組みによってなのだろうか。

　親子関係だけでなく、配偶者や恋人との関係においても、いったん愛着を生じると、パートナーは特別な存在となり、その人以外に対しては愛着することが抑えられる。先に愛着の選択性として述べた、愛着という現象の実に特異な点である。誰ともねんごろにならないというのも問題だが、次々に相手を替えて親密な関係になってしまうというのも、愛着システムに欠陥があることを示している。安定した愛着スタイルが育っている場合には、パートナーとの関係は本来持続的で、恒常性をもったものなのである。

　では、この恒常的な性的パートナーシップ、生物学的にはつがい形成と呼ばれる現象は、どういうメカニズムによって支えられているのだろうか。

　これらすべての問いに対する答えが、オキシトシンというホルモンの働きによるということなのである。より正確には、女性ではオキシトシンが、男性ではバソプレシン（正確には、アルギニン・バソプレシン）が、主にその役割を担っている。いずれも視床下部で作られ、脳下垂体後葉から分泌されるホルモンである。

　この二つのホルモンが、母性的、あるいは父性的愛情においても、パートナーとのつがい形成においても、それ以外の対人関係においても、人と人とを結びつける絆の源となっている。

オキシトシン・システムという生物学的な仕組みが、安定した持続的な愛情という意味での愛着という現象を支え、それによって、子育てや社会的営みを成り立たせているのである。それゆえオキシトシンやバソプレシンは、愛着ホルモンであると同時に、愛情ホルモン、社会性ホルモンとも呼ばれる。

愛着は子育ての中で育まれる

女性といえども、もともと母性が備わっているわけではない。昨今は、子どもなんか興味がない、嫌いだという女性も少なくない。だが、そう言っていた女性も、子どもをもってみると、子どもが可愛くてたまらなく感じられるようになる。娘だった頃には、子どもの泣き声を聞いても、ただうるさく耳障りなだけで特別何も感じなかったのに、自分が母親になってみると、泣き声が愛おしくてたまらず、放っておけない気持ちになる。特にわが子に対してそうであるが、わが子でなくても感受性が高まる。特に授乳中の女性では、子どもの泣き声を聞くと、体に直接響いてくるような、いてもたってもいられない気持ちになるという。

オキシトシンは、こうした母性を生み出す源となっている。授乳中は、オキシトシンの分泌が特に活発なので、母性的な愛情も強まりやすい。さらに抱っこや世話をする中で母性的な愛情は持続的なものとなり、強い愛着の絆が生じる。

もともとオキシトシンが関係する現象として知られていたのは、この授乳と分娩（子宮収縮）である。子どもが生まれるときには、オキシトシンが大量に分泌され、陣痛が起きる。出産時に放出されるオキシトシンは、分娩を可能にするだけでなく、母親の母性を一気に高める役割を果たしている。産んだ瞬間から不眠不休の子育てが始まるのだが、そんなことができるのも、このオキシトシンの力による。

だが、産んでも、自らの手で世話をし抱っこし乳を与えるというかかわりをもたなければ、愛着は育たない。そのことは、子どもにとっても母親にとっても同じである。愛着は相互的な現象であり、一方が愛情を感じられないということは、もう一方にも同じことが起きることを意味し、互いを反映し合っている。授乳以外にも抱っこや世話をするというかかわりの中で、お互いに愛着の絆は強まり、永久不変なものに確立されていく。

きょうだいでも、さまざまな事情で母親は同じようにはかかわれないものである。長男を祖父母が溺愛するということが、昔は起きやすかった。そのため、かえって母親との関係が希薄になるというケースもあった。

ありがちなことは、夫婦関係が不安定になったときにできた子どもに、母親は愛情や関心が湧きにくく、そのため愛着形成がうまくいかず、母親が何となくその子に冷淡になってしまうことである。近年、注目されているのは、母親のうつと、愛着や発達への影響だ。うつになると子どもに対する関心がもてず、かかわり不足になる。その結果、母親から子どもに対しても、子どもから母親に対しても、安定した愛着が培われにくく、その後もぎくしゃくした関係が続くということが少なくない。しかし、物心つく前のことは、本人も覚えていないし、母親自身忘れているということも多い。ただ、なぜか同じきょうだいなのに、その子のことは可愛く感じられないということが起きる。

幼い頃に自分が可愛がって育てたかどうかが、愛着形成に影響し、両者の関係を生涯にわたって左右するのである。愛着は「育てる」というかかわりの中で育まれるので、幼い頃にしっかりとかかわることがとても大事なのである。愛情をこめて世話をし、可愛がることで、母親だけでなく子どもの脳の中でもオキシトシンの分泌が高まり、愛着形成が促される。

オキシトシンは安心感の源

オキシトシンの不思議な性質は、その相互的な関係性にある。愛撫や抱っこや世話といった行為を行うとき、世話を受ける側だけでなく、世話をする側でもオキシトシンの分泌が促される。双方にメリットをもたらすのである。その結果、オキシトシンが増えるような行為は、心地よい波紋を広げ、好循環を生んでいく。

では、なぜ、愛撫や抱っこが心地よく感じられるのだろうか。それをされる側だけでなく、する側にも、安らぎをもたらすのだろうか。そこにも、オキシトシンの重要な働きがかかわっている。実は、オキシトシンには、不安を鎮め、安心感を高めるという作用があるのだ。子どもでなくても、ハグやスキンシップが心地よさと慰めを与えるのは、オキシトシンの作用によるのである。

愛され、よく世話をされている子どもが、いつも明るく顔を輝かせ、安心しきっているのにも、オキシトシンがかかわっている。逆に、虐待されたりネグレクトされた子どもの、何とも言えない暗さや怯えた顔は、オキシトシンの分泌が低下していることにもよる。

オキシトシンは、不安にとどまらず、ストレス全般に対する抵抗力を高める作用がある。安定型の愛着スタイルをもち、オキシトシンの分泌が活発な人では、同じストレスを受けても、ストレス・ホルモンであるコーチゾルなどの上昇がわずかである。一方、不安定型の愛着スタイルをもつ人では、コーチゾルが上昇しやすい。コーチゾルは、副腎皮質から分泌されるステロイドホルモンであり、分泌が亢進《こうしん》すると、高血圧や糖尿病などの成人病を引き起こす要因ともなる。また胃潰瘍《いかいよう》や肥満なども起きやすくなる。

愛着スタイルが不安定な人では、ストレスに関連した病気（いわゆる心身症）にかかりやすく、平均寿命さえ短くなってしまうが、それは、オキシトシン・システムが、ストレスに対する耐性に深くかかわっているからである。

オキシトシンには痛みやつらさを和らげる作用もある。女性が文字通り身を裂かれるような激痛を乗り越えてわが子を産むことができるのも、陣痛と同時に大量に放出されるオキシトシンの働きによる。母親になる歓びがいくら大きいとはいえ、そうした生理的な仕組みの助けなくしては、誰も出産しようとは思わなくなるだろう。

オキシトシンの分泌が低下している人は、痛みに敏感で、体の不調を感じやすい。典型的なのは、ネグレクトを受けて育った子どもで、体の不調や痛みを過剰に訴えることがしばしばだ。それによってかまってもらうということもあるが、オキシトシン・システムの働きが悪いため、不安や不調、痛みを感じやすいのである。

ネグレクトされたというと、大げさで特別なケースに思えるが、こうした傾向は、意外に身近な所でも多い。その代表的な例は、神経質で批判的で支配的な母親に育てられた人の場合だ。こうした人では、安心感が乏しく、体のことを過剰に気にしたり、新しいチャレンジを避けたり、対人関係も消極的だったりするが、それもオキシトシン・システムの働きが弱く、安心感が備わっていないことが関係している。

体が固まったり、うつになるのも

不安が高まると、人によっては、意味もなく同じことを繰り返すということがみられる。これは常同行動とか常同的反復行動と呼ばれる。さらに、それが固定化して、何かするときには、ある決まった行動をしないといられないという場合もある。この場合は、強迫行動とか儀式的行動と呼ばれる。

オキシトシン・システムの働きが弱いと、不安が高まりやすく、こうした強迫的反復行動がみられやすくなる。不安を自覚しないまま、そうした行動だけが現れることも多い。

さらに不安が高まったときにみられるのは、フリージングと呼ばれる体が固まって動かなくなってしまう現象である。これは、恐怖や不安の中枢である扁桃体という脳の器官が強く興奮することにより、視床下部－下垂体－副腎皮質系（ＨＰＡ系）が極度に亢進したときに生じる。不安や恐怖で一時的に体が固まってしまうものから、さらには長期的に寝込んで動けなくなってしまうようなうつ状態も、扁桃体－ＨＰＡ系という不安とストレス反応の回路が過剰に亢進することが大きな要因となる。

実は、そうした領域の過剰な興奮を抑える働きをしているのがオキシトシン・システムであり、オキシトシン・システムの働きが弱いと、ストレスに対してフリージングやうつ状態といった反応も生じやすくなる。

実際、うつや不安の薬として用いられるＳＳＲＩ（選択的セロトニン再取り込み阻害剤）の効果は、神経伝達物質セロトニンの働きを高めることとされてきたが、さらにその最終的な作用は、オキシトシンを増やすことにあると考えられるようになっている。オキシトシンの分泌にはセロトニンの働きがかかわっているのである。

依存症や摂食障害にも関与

このように、不安やストレスのコントロールにオキシトシン・システムは重要な働きをしている。不安やストレスにさらされる現代人の病として広がっているのが、さまざまな依存症である。アルコールや薬物といった薬理的作用をもつ物質への依存だけでなく、買い物や対人関係、野放図な性行為、食行動といった行為への依存も多い。

以前から、不遇な幼年期を過ごした人や親子関係が不安定な人では、依存症になりやすいことが知られていた。しかし、その生理学的なメカニズムははっきりしなかった。その謎を解く鍵も、どうやらこのオキシトシン・システムにあるようだ。オキシトシン・システムの働きが弱いと、依存症になりやすいのである。

逆にオキシトシンの働きを強めてやれば、依存症になりにくいのではないか。そうした目論見のもと、動物実験の段階ではあるが、オキシトシンには抗依存効果があることが確かめられている。実際、オキシトシンを投与されたラットでは、覚醒剤の使用が抑えられるのだ。

一方、現代女性に急増しているのが摂食障害である。摂食障害の人では、オキシトシンの血中濃度が低下していることがわかっている。オキシトシンには、食欲をコントロールする働きがある。摂食障害の人もまた、親子関係が不安定なケースが多いことが昔から言われてきたが、このこともオキシトシン・システムを介しているとすれば、なるほどと納得できるのである。

長期的な影響が生じるメカニズム

オキシトシン・システムの大きな特徴は、現時点での影響だけでなく、幼い頃受けた影響が長期的に持続する点にもある。まさにこの特性によって、愛着という持続的な現象が可能になるのだが、そのことは愛着形成という現象にとどまらない。たとえば、先に述べた不安やストレスを感じやすい傾向についても言えることなのである。幼い時期の出来事として一過性で終わる話ではないのだ。

その人を存在の根底で支えている安心感を「基本的安心感」という。基本的安心感は、幼いうちの体験によって培われることが経験的に知られていた。この基本的安心感の根幹をなしているのが、その人のオキシトシン・システムであり、それもまた幼い頃の体験によっておおむね決定づけられるのである。

では、どのようなメカニズムで、長期的で恒常性をもった現象が生じるのだろうか。その鍵を握るのがオキシトシン受容体である。オキシトシンが働くためには、オキシトシンが分泌されるだけでなく、それがオキシトシン受容体に結合する必要がある。オキシトシン受容体がたくさん存在すると、それだけオキシトシン・システムの働きも活発になるが、受容体がわずかしかなければ、オキシトシンがいくら分泌されても、その作用は発揮されない。

さらに、脳のどういう領域にオキシトシン受容体が豊富に存在するかということも重要になる。扁桃体という恐怖や不安にかかわる脳の領域にたくさん存在すれば、不安を抑える作用も強くなる。側坐核という歓びにかかわる領域にたくさん存在すれば、愛撫や愛着行動が大きな歓びを生じる体質になる。逆もまた真なりである。

つまり、オキシトシン・システムの働きがよいか悪いかというのは、オキシトシンの分泌がよいか悪いかというだけでなく、受容体が肝心な場所にどれくらい豊富に存在するかということによっても決定される。そして、オキシトシン受容体がどの領域にどれくらい存在するかは、ごく幼い頃の愛情環境によって、あらかた決まるのである。

動物実験により、母親によくなめられ毛づくろいされて育った子どもでは、成長した時点でもオキシトシン受容体の発達がよいことがわかっている。逆に、ごく幼い頃に、短時間だけ母親から離したりケージを移すといった操作をするだけで、受容体の結合活性（実質的に働いている受容体の数を反映する）が低下してしまい、ストレスに過敏になるだけでなく、子育て行動などがうまく行えなくなってしまう。

幼い頃の養育環境が悪化すると、子どもに影響が出やすいだけでなく、どうにか育った子どもが親になったときに、子育てに困難を抱えやすくなることで、次の世代にも悪影響が及んでしまいやすい。子育てや愛着のスタイルが世代を超えて伝播《でんぱ》しやすいことが知られているが、それもオキシトシン・システムを介した現象だと理解できる。

オキシトシンは社会性を左右する

オキシトシン・システムの働きは、愛情や子育てといったプライベートな面だけにはとどまらない。社会性ホルモンとも呼ばれることに示されるように、もっとパブリックな社会性の面にも広くかかわっている。それは、社交が活発になるといった行動面での影響だけでなく、もっと基本的な社会的能力、たとえば、相手の表情や顔を見分けたり、そこから感情や意図を読み取るといった社会的認知の能力に深くかかわっている。心を理解する能力を「心の理論」というが、オキシトシン・システムは、心の理論の働きや発達にも関係している。

実際、オキシトシンの点鼻薬を投与すると、顔を覚えたり、表情から感情を読み取る能力が高まる。逆に、オキシトシン・システムの働きが低下している人では、心の理論や社会的認知の能力も低い。

また、オキシトシン・システムの働きは、ヒアリング力といったところにも現れる。聞き取りの能力は、社会性の能力のよい指標である。文字言語を扱うことは得意でも、会話は苦手といった人では、しばしば聞き取りの能力が弱い。オキシトシン受容体の遺伝子配列によって、聞き取りの能力に違いが出ることが知られている。これは直接の影響というよりも、愛着が安定するかどうかということを介して、発達の差が生じることによると考えられる。

オキシトシンは、他者への共感や信頼感を高める作用をもつ。オキシトシンを投与すると、思いやりや他者を信じるといった傾向が強まる。人を思いやったり信じることは、人間にみられるもっとも美しい特性だと言えるだろうが、そこにもこのオキシトシンが関係している。人間の本性について、昔から性善説と性悪説という二つの考え方があるが、性善説を抱く人は、オキシトシンが豊かな人であり、性悪説に傾く人はオキシトシンの欠乏に苦しんでいる人と言えるかもしれない。

孤独を好むか、他者といることを好むかといった傾向も、その人のオキシトシン・システムの特性によって左右される。オキシトシン受容体の遺伝子配列が働きの悪いタイプの人では、孤独を好む傾向が強まり、オキシトシン受容体が働きの良いタイプの人では、社交的な傾向がみられる。前者では、人といることに不安やストレスを感じやすく、人といることを自然に避けるようになり、一方、後者の人では、人といることに不安よりも歓びを多く感じるので、努力しなくても人と交わるようになるのだと考えられる。

しかし、遺伝子配列によってすべてが決まるわけではない。もっと重要なことは、オキシトシン・システムは、環境、ことに幼い頃の養育環境の影響を受けやすいということだ。つまり、たとえ働きの悪いタイプの遺伝子配列をもっていても、幼い頃にたっぷりと愛情を注がれ、安心して育つことができた人では、受容体の数が増えることで多少の不利は十分挽回《ばんかい》できる。逆に、有利な遺伝子配列をもって生まれていても、過酷な環境で、可愛がられることもなく育てば、オキシトシン受容体の数が十分に増えず、人といることに歓びよりも不安や緊張を感じやすい体質になってしまう。

男性と女性では異なる愛着ホルモン

女性では、オキシトシンが母性的行動や愛着形成などで中心的な役割を果たしているのに対して、男性ではもう一つの愛着ホルモンであるバソプレシンが主要な役割を担っている。

バソプレシン・システムも、オキシトシンの場合と同じように、幼い頃の養育体験によって、受容体などの仕組みの発達に差が生じ、それが子育て行動やつがい形成、不安レベルやストレス耐性、社会的行動などを左右する。

たとえば、生まれて間もなく母親から離されるといった操作を加えられるだけで、バソプレシン受容体の発達が悪くなり、成長してからもつがい形成や父親的行動が困難になる。愛する妻や子を守る行動は、男性ホルモンの働きだけではダメで、このバソプレシンの働きが不可欠なのである。男性であることと、夫や父親であることとは別なのだ。

オキシトシンが気分を落ち着け、じっとしていることに耐えられるようにする働きがあるのに対して、バソプレシンは、活動性や攻撃性を高める方向に働く。自分の縄張りに入ってきたものを攻撃し、妻子を守るために戦おうとするのも、このホルモンの作用が関係している。二つのホルモンの働きの違いは、子育てにおけるそれぞれの性の役割の違いを反映したものだとも言える。

ただし、男性にも女性にも二つのホルモンが備わっていて、ある程度代償することもできる。父親的役割、母親的役割は完全に固定化されたものではなく、状況次第では、どちらの役割もこなせるような融通性をもっている。ただ、そこには制約もある。というのも、男性で主にバソプレシンが、女性で主にオキシトシンが中心的な役割を果たしているのには、ある仕掛けがからんでいるからだ。つまり、バソプレシンは男性ホルモンによって、オキシトシンは女性ホルモンによって、それぞれ作用が増強される仕組みになっているのだ。

何が家族の〝絆〟を支えているのか

オキシトシン・システムのもっとも重要な役割は、母と子の絆を支え、子育てを成り立たせるということであるが、母と子の関係にとどまらず、すべての絆を支える仕組みともなっている。つがいを形成する種、さらには家族や群れを形成する種では、このシステムがとりわけ発達している。

つがいを形成するのも、家族や群れを形成するのも、それが生存や子育てに有利で、結局、種の保存に役立ってきたからである。しかし、近縁の種でも、つがいや家族、群れを形成する種としない種があったりする。環境によって、どちらが生き残りに有利かが異なるのであろう。

ホモ・サピエンスを含む霊長類についてはどうだろう。ホモ・サピエンスは、親子やパートナーとの愛着形成だけでなく、巨大な群れを築くという特性を進化させてきた。群れのサイズが大きくなればなるほど、脳も大きく発達していることから、人類の高度な知性の進化は、社会的知性の発達によってもたらされたという説も唱えられている。大きな群れを形成することは、今日の繁栄に不可欠なものだと考えられている。

この群れとしてのつながりを維持するのも、そのベースにあるのは、愛着という仕組みであり、オキシトシン・システムである。この仕組みは、もっと下等な哺乳類にもみられるものであり、人類はそれを受け継ぎ、発展させてきたに過ぎない。

もし愛着システムが毀損《きそん》されると、親子関係や夫婦関係が不安定になるだけでなく、群れ自体も崩壊する。そのことを劇的に示す例を一つ挙げよう。

アメリカの草原に暮らすプレーリーハタネズミという種は、つがいを形成し、家族を増やして、さらに、それが大きな群れを成すようになる。ところが、オキシトシン受容体をブロックする薬剤を投与すると、つがい形成が崩壊し、次々と相手を替えて交尾をするようになるだけでなく、そのうち、家族や群れも崩壊してしまう。

ちなみに、同じアメリカに棲《す》むハタネズミに、山地に棲むサンガクハタネズミという種があるが、こちらは、もともと単独で巣穴に暮らし、発情期だけ関係をもつ。交尾が終われば、別々に暮らし、子育てもメスが単独で行う。親子関係も冷淡で、子ネズミは母親から離されても、鳴きもせず、無関心である。そのさまは、回避型と呼ばれる子どもに似ているかもしれない。

同じハタネズミなのに、どうしてこれほどの違いが生まれるのだろうか。どちらも、授乳や子育ては行えるので、オキシトシンの分泌自体に差はない。どうした違いが、安定したつがいの形成や家族（群れ）で暮らすことを可能にしたり、不可能にしたりしているのだろうか。

その答えは、オキシトシン受容体の脳内の分布にある。実は、プレーリーハタネズミの方だけ、オキシトシン受容体が側坐核などの歓びの中枢に多く存在しているのである。つまり、プレーリーハタネズミでは、愛着行動が歓びを生み、それを維持し続ける原動力となっている。

一方、サンガクハタネズミでは、それが持続的な歓びとはならないので、交尾や子育てという最小限のかかわりが終われば、もう赤の他人になってしまうのである。

恋愛の傾向も幼少時に決まる

これは齧歯類《げっしるい》の話にとどまらず、他の種にも当てはまることである。そして、恐らくは人間にもつながることである。そのことは、たとえば、その人の愛着スタイルと離婚率の関係にも示される。ある調査によると、安定型の人の離婚率は一六・六％であったのに対して、不安定型の人では三四・四％と約二倍の高さであった。

また、別の調査によると、アメリカ人の初婚での離婚率は四一％、二回目の結婚では六〇％、三回目の結婚では七〇％だという。何度も結婚を繰り返す人では、また別れてしまう危険も高いということになる。不安定な愛着スタイルの人ほど結婚の回数も多くなり、それだけ離婚のリスクも高くなるのだ。

愛着スタイルというものが、幼い時期の体験によっておおむね形づくられることを思い出してほしい。そのときの体験が安定したものであるかどうかによって、安定した家庭生活を営むか、それとも波乱万丈の恋多き人生が展開されるかが七割がた決められるとすると、乳飲み子だった頃の時間が、その子にとってどれほど大切なものかは言《げん》を俟《ま》たないだろう。

幼い頃の環境が〝第二の遺伝子〟となる

このように、オキシトシン・システムの大きな特性は、遺伝子配列によって決定される以上に、養育環境によって決定される部分が大きいということである。環境要因の関与が、およそ四分の三かそれ以上を占めると考えられている。遺伝要因もある程度関与するものの、その割合は比較的小さく、養育環境の方が影響しやすいのである。

つまり、幼い頃の育て方次第で、あたかも生まれもった遺伝的気質のように、その人の対人関係の持ち方や安心感や考え方のグランドデザインが決定されるのである。その人の愛着システムの特性が「愛着スタイル」である。愛着スタイルは、あたかも〝第二の遺伝子〟のように、否、遺伝子の支配よりももっと強力に、その人の生涯にわたる行動や考え方を知らずしらず支配することになる。

愛着スタイルは、単に愛着という対人関係の持ち方にとどまらず、社会性や共感性、ストレス耐性や物事の受け止め方といった幅広い特性を含むものであるが、それは、その人のオキシトシン・システムの特性に他ならない。しかも、それは養育環境によって豊かに発達させることもできれば、貧しいものにすることもできるという点が重要なのである。

実際、〇歳のときに母親が反応を豊かにするように心がけるだけで、元々気難しい子どもでも、愛着パターンが不安定型になるのを大幅に防ぐことができることが知られている。かかわり方を少し変えるだけで、生まれもった〝気質〟を乗り越え、より安定したものに変えられるのである。幼いときほど変化の余地が大きいのは、まさにこの時期に受容体の分布や神経系の走行がおおむね決定されてしまうためである。

オキシトシンと性格

このようにオキシトシン・システムは、対人関係や社会性、基本的安心感やストレスへの抵抗力などを左右する。したがって、いわゆるその人の「性格」と考えられているものとも深く関係してくる。

では、オキシトシン・システムがよく働いている人の特徴はどういうものなのだろうか。逆にオキシトシン・システムが不安定だとどういう特徴がみられやすいのだろうか。これまで述べてきたことのおさらいにもなるので、まとめてみよう。

オキシトシン・システムの発達や働きが良好な人では、人とかかわりをもつことに歓びを感じられるので、スムーズに対人関係をもちやすく、それを楽しめる。不安や恐怖、怒りといったネガティブな感情にとらわれにくく、前向きで、明るく、穏やかである。細かいところにあまりこだわらず、おおらかに物事を受け止める寛大さも大きな特徴だと言える。相手の立場に立って思いやったり、共感したりといった能力もよく発達し、大きな視野で物事を考えられる。

ストレスを感じにくいだけでなく、困ったことや悩みがあっても、一人で悩もうとはせずに気軽に他の人に助けを求め、打ち明けたり相談することができるので、追い詰められにくく現実的な問題解決に至りやすい。ただ、その場合も、相手に依存するのではなく、自分で考えて決めようとする。基本的な安心感が備わっていることにより精神的に自立しており、自分の言うべきことはきちんと主張し、相手と対等な関係を築くことができる。本当に信頼に足る人かどうかも、しっかり見分けることができる。これらの特徴は、安定型の愛着スタイルの特徴でもある。

一方、オキシトシン・システムの働きが未発達だったり不安定な人では、不安が強く、他人に対しても信頼より不快さを感じやすいので、対人関係を避ける傾向が強まりやすい。無理して対人関係をもっている場合も、心の中には楽しめない思いがある。その場合も、限られた愛着対象に対してだけは心を許せる場合と、誰に対しても心を許せない場合がある。ただ、心を許している場合も、その信頼は不安定な面をもち、期待はずれなことが起きると、急に批判的な態度になりやすい。ネガティブな感情にとらわれやすく、良い面よりも悪い面に目が行きやすい。自分の助けになってくれている人にもイライラや攻撃を向けてしまいやすいのも特徴である。もう一つの特徴は、不寛容さや狭量さである。細かいところが気になり、潔癖さが強まりやすい。大らかに違いを受け容れるよりも、違う点にこだわって拒否してしまう。完璧主義や柔軟性の乏しさも、オキシトシン・システムの未発達にともなってみられやすい特徴である。白か黒か、全か無かの二分法的思考になりやすい。

これらは不安定型愛着スタイルの特徴でもあるが、親密なかかわりを一切もとうとしない状態から、逆に見境なく依存しようとする状態まで幅広くみられる。大人へと成長するにつれ、ある部分では補われたり、カモフラージュがなされたりするが、土台の部分にはその特性が刻み込まれたままだ。幼い頃の問題が深刻であればあるほど、その名残は拭いきれない。

自閉症の一部はオキシトシン系の異常で起きる

このように、愛着システムの根幹をなし、対人関係だけでなく、社会性やストレスへの過敏さ、不安レベルなどにも幅広くかかわるオキシトシン・システムは、養育環境の影響を受けやすいのだが、一部には遺伝子レベルの要因によって、このシステムがうまく機能しない場合もある。

近年、明らかとなってきたのは、自閉症スペクトラムの一部に、オキシトシン・システムの遺伝子レベルの異常が関係しているということである。自閉症スペクトラムは、社会性や共感的コミュニケーションの障害、常同的反復行動、強いこだわり、不安や神経過敏などを特徴とする。これらの症状は、オキシトシン・システムの異常によって生じるものと重なっている。

遺伝子の異常によるのであれ、養育環境の問題によるのであれ、オキシトシン・システムの機能低下が起きれば、結果的によく似た状態を生じることになる。

著しいネグレクトや虐待によって生じた場合は、抑制性愛着障害と呼ばれる。主に遺伝子レベルの異常による場合は、自閉症スペクトラムと呼ばれる。少なくとも自閉症スペクトラムの一部には、このタイプのものが存在する。オキシトシン受容体やオキシトシンの分泌に関係する膜タンパク質CD38の遺伝子多型などが、自閉症スペクトラムのリスク遺伝子として知られている。

自閉症スペクトラムにオキシトシン・システムの機能低下が関与し、オキシトシンの分泌が低下していたり、受容体の働きが低下しているのであれば、オキシトシンを補うことで、症状が改善できるはずである。そうした目論見のもと、自閉症スペクトラムの患者に、オキシトシンの投与も試みられている。その結果、アイコンタクトが増え、社会的認知が改善し、常同的反復行動が減るといった効果がみられたとの報告もなされている。

ただ、自閉症スペクトラムは多様な原因からなる症候群であり、オキシトシン・システムに原因があるのは、その一部に過ぎない。著効例もあるものの、期待通りにはなかなかいかないようだ。

ドーパミン系もかかわる

オキシトシン・システムの働きが遺伝子レベルで直接阻害される場合とは別に、他のシステム（系）の遺伝子レベルの要因が、間接的にオキシトシン・システムに影響を及ぼす場合もある。実は、ＡＤＨＤの場合がそれで、そこに関係しているのがドーパミン・システムである。神経伝達物質ドーパミンは、意欲や快感、学習、運動などに重要な役割を果たしている。

たとえば、先にも少し触れたが、ドーパミンＤ４受容体遺伝子の繰り返し配列が、通常よりも長い多型が知られている。この遺伝子多型をもつ子どもは、新奇性探究と言って新しいものに対する関心が強く、冒険心や探究心に富んでいるが、衝動的で飽きっぽい傾向がみられる。また自分の意思をはっきりもっていて、自分の思いのままに行動しようとする。当然、あまり従順とは言えず、育てやすいタイプの子どもではない。小さい頃から人一倍手がかかるということが多い。

母親との愛着を調べると、案の定、この遺伝子多型をもつ子どもでは、不安定型の愛着パターンを示しやすく、ことに混乱型の子では、この多型をもつ割合が高くなる。実に、混乱型を示す子どもの七割近くが、この遺伝子多型をもつのである。それに対して、安定型の子どもでは二割程度しかいない。この遺伝子多型をもつ子どもでは、混乱型の愛着障害になるリスクが、もたない場合よりも四倍程度高いとされる。言い換えれば、このタイプの子どもは虐待を受けやすいと考えられる。

ただ忘れてはならないのは、この遺伝子多型をもっていても、安定型の愛着を示す子どももいるということだ。また、この遺伝子多型をもたなくとも、混乱型になる子どももいる。どういう要因が、その違いを生んでいるかを調べた結果、親が感受性の強い養育をしている場合には、たとえこの遺伝子多型をもつ場合でも、混乱型になるリスクに変化はみられなかった。

成人となってからの愛着スタイルとの関係を調べた研究によると、この遺伝子多型をもつ人では、両親の不和や母親のうつがある場合には、不安定な愛着スタイルを示しやすくなったが、そうした問題がない場合には、そのリスクはむしろ小さくなった。つまりこの遺伝子多型をもつ人は養育環境に敏感で、良い方向にも悪い方向にも影響が強く出やすいと言えるだろう。

ADHDと愛着障害は遺伝要因も重なる

先述の通り、このタイプの遺伝子多型をもつ子どもではADHDになりやすく、また反抗や非行など、さまざまな行動上の問題を生じやすい。薬物依存症になるリスクも高いとされる。衝動的で危険を顧みず、無鉄砲に行動するというだけでなく、親との愛着が不安定になることによって、心に寂しさやストレスを抱えやすくなり、そうした行動に救いを求めてしまうと考えられる。しかし、たとえこのタイプの遺伝子多型をもっていても、本人の気持ちをくんだ養育が行われた場合には、行動上の問題のリスクが増えることはない。

発達障害の一つであるADHDは、遺伝要因が強い障害とされてきたが、ADHDのリスク遺伝子としてもっとも裏付けが進んでいるものの一つが、このドーパミンD4遺伝子の多型である。しかし、ここまでみてきた通り、この遺伝子自体が、まさに養育環境の有利・不利を増幅するように働いている。ADHDのケースが増えているとすれば、その事態は、子どもにとって養育環境が不利なものに変化していることを反映していると言えるだろう。

発達の専門家でも、ADHDは、すでに発達障害の定義から外れているとして、発達障害と呼ぶことに疑問を感じている人が少なくない。実際、その実体は、かなり高率で愛着障害の要素を含んでしまっている。結局、遺伝的特性（リスク）と発達障害を同一視してしまうことから混乱が生じている。遺伝子レベルのリスクは、決して「障害」ではない。そこに不利な養育要因や他の環境要因が加わって初めて「障害」となるのである。遺伝的リスクをもっていても、むしろそれを強みとして伸ばす可能性もある。それは遺伝子多型の一つであり、長短あわせもったタイプに過ぎない。遺伝子タイプによって通常とは異なる発達の仕方や特性を示したとしても、環境次第で、それは生かされも殺されもする。「発達障害」とは呼ばず、「非定型発達」として捉えることを提起する所以《ゆえん》である。

日本人は養育環境の影響を受けやすい

もう一つ、オキシトシン・システムに影響を及ぼしているのが、セロトニン・システムである。中でも愛着に関係する重要な遺伝子として、セロトニン・トランスポーター遺伝子がある。セロトニンは神経伝達物質の一つで、その働きが弱いと、不安やうつ、強迫症状や食欲異常、攻撃性などの問題を生じやすくなる。セロトニン・トランスポーターとは、放出したセロトニンを、神経細胞に再度取り込む働きをしており、セロトニン系神経伝達の要となっている。

不安やうつ、強迫症状や食欲異常、攻撃性といったセロトニンと関連した症状と、オキシトシンと関連した症状が重なり合うことに気づかれた人もいるだろう。それもそのはず、セロトニン系はオキシトシンの分泌にかかわっており、セロトニン・トランスポーター遺伝子の働きが悪いと、結局、オキシトシンの分泌にも響くのだ。セロトニン系の遺伝子変異は、自閉症スペクトラムのもう一つの重要な関連要因でもあるが、結局、それもオキシトシン系の話とつながるのかもしれない。

セロトニン・トランスポーターの遺伝子多型には、繰り返し配列の長いタイプと短いタイプがあり、長いタイプの方が働きがよく、トランスポーターがたくさん作られる。短いタイプは、トランスポーターを作る能力が低い。そのため、短いタイプの遺伝子多型をもつ人では、ストレスや不安を感じやすく、うつになりやすい。攻撃性や食欲の問題も出やすくなる。

この短いタイプの子どもでは、不安定型の愛着、ことに混乱型を示しやすい。ただ、そうした傾向は、不利な養育要因と重なったときだけ認められる。つまり、母親のかかわり不足などがある場合には、不安定型愛着パターンを示すが、母親がよくかまう場合には、まったく逆に、長いタイプよりも、安定型愛着を示す割合が二倍以上も高いのである。

遺伝子タイプによる以上に、母親との愛着が安定しているかどうかが、将来のその子の不安やうつ、攻撃性といった問題を左右することになる。遺伝子タイプが不利なものであっても、母親との共感的なかかわりによって安定型の愛着が築かれた場合には、そうした問題はむしろ少ない。

一方、長いタイプの多型をもつ子では、母親の接し方による影響を受けにくい。白人ではこのタイプの子どもが六割を占めるが、日本人などアジア人種では、三分の一にとどまる。日本人では、三分の二の子どもが母親の接し方によって影響を受けやすいタイプなのである。

アメリカ流の子育てを、戦後の日本はありがたがって移植してきたが、それはとても危険な猿真似だったと言える。影響を受けにくいタイプが多いアメリカ社会でさえ、愛着障害が溢れている。もっと過敏で愛着が不安定になりやすい日本の子どもに同じことをすれば、どれだけ悲惨なことになるかを、現状は実証しつつある。

ただ、日本の子どもにも、三分の一くらいはタフなタイプがいる。このあたりの遺伝子タイプによる違いが、状況を見えにくくしてきたと考えられる。同じように愛情不足な環境でほったらかされて育っても、何ら問題のない子もいるのは事実だ。だからといって、そうした養育が、すべての子にいい訳ではない。それによってダメージを負ってしまう子の方が多く、全体の三分の二を占めるのである。

少なくとも言えることは、不安が強いタイプの子どもでは、母親がかかわりを増やしたり、共感的に気持ちをくんだり、夫婦の関係の安定に努めることが、その子の将来を、生きやすく明るいものにするということである。

遺伝要因でも環境要因でも似たことが起きる

ここまで述べてくると、なぜ発達障害と愛着障害がしばしば見間違われるのか、自閉症とさえ症状が紛らわしいということが起きるのか、その理由がいっそうよく理解できるだろう。それは、たまたま症状が似ていたという問題ではない。どちらも同じ生物学的基盤を共有していることによるのである。主に遺伝子レベルの問題で起きるのか、主に養育要因によって起きるのかという違いはあっても、同じシステムに起きた問題であるため、結果的に生じた状態が類似するのは、ある意味、当然のことなのである。

ADHDと愛着障害については、遺伝要因（生物学的基盤）が共通するだけでなく、養育要因という環境要因も共通である。つまり、ADHDと混乱型（脱抑制型）愛着障害は、同じものに別の名前がついているだけかもしれない。幼い頃の愛着障害が、児童期にはADHDとなって現れているのではないか。そうしたケースがかなりの割合を占めるように思える。

このように、「発達障害」として捉えられてきた状態のうち、代表的な状態であるADHDと自閉症スペクトラムの生物学的基盤は、実は相当程度、愛着障害のそれと重なり合っている。ADHDについては、遺伝要因も環境要因も愛着障害と重なり合う部分が大きく、区別がいっそう難しいことになる。

遺伝子レベルの問題により、養育要因とは無関係に起きるものが本来の発達障害だとすれば、ADHDというカテゴリー自体が、すでに発達障害の定義を逸脱している可能性さえある。先述のように、アメリカでは一割近い児童がADHDという診断を受けたことがある。日本もそのレベルに近づきつつある。しかし、一割もの子どもが当てはまる状態を、「遺伝性が強い脳の障害」と言い得るだろうか。ここでも、「発達障害」という概念は、その適用範囲を拡大し過ぎることによって自己矛盾に陥っている。

むしろ、起きている本質的な問題は、愛着障害が増加しているということではないのか。それであれば、養育環境の変化にともなって、ADHDが増加することも容易に頷《うなず》けるだろう。発達障害と愛着障害の生物学的基盤が重なり合っていることを考えれば、「発達障害」が増加するという事態の背景に、養育環境や愛着の変容があることは自ずと推察できる。ある社会で、「発達障害」が短期間に増加するという事態は、遺伝子レベルの変化では説明しにくく、やはり養育環境などの環境要因の変化が社会的レベルで起きていると考えた方が、ずっと理解が容易である。では、一体、この社会に何が起きているのだろうか。

次章では、社会的なレベルで見た「発達障害」について考えていきたい。そこから、「発達障害」というものの新たな側面が浮かび上がってくるだろう。そして、それは、「発達障害」の増加がもつもう一つの意味を、われわれに教えることになる。

第五章　社会を映し出す「発達障害」は

親が優秀な家庭に多いのは、なぜ？

両親とも優秀で、立派な仕事をしているのに、子どもが「発達障害」であるというケースに出合われたことはないだろうか。知り合いが、あるいは、自身がそうした状況に陥って、悩んでおられるというケースが最近急に増えたように思う。ことにインテリの家庭に多いのは、自閉症スペクトラムである。

最近も、ある有名な心理学者が、自分の子どもが自閉症であるとわかってからの精神的ショックとその後の奮闘の記録を公にされた。自閉症の研究者として知られるローナ・ウイングにも自閉症の子どもがいる。専門職や知識人と呼ばれる階層に多いのである。

一九四三年に、カナーが自閉症を最初に報告したときも、ほぼ時を同じくしてハンス・アスペルガーが、今日アスペルガー症候群と呼ばれている比較的軽症で、知能が正常なタイプの症候群を報告したときも、知的に優れた両親に多いということを指摘している。学者や研究者といった知識階級や理工系の技術者の家系に多いということから、アスペルガーは遺伝的な要因が強いに違いないと推測していた。

ただ、当時考えられていた有病率は、今日のように高いものではなく、カナーの自閉症について言えば、一万人に数人という稀な障害とされた。ところが、その後、そうしたケースが増え続けるとともに、知識階級においていっそう身近になってきたように思える。これは単なる印象に過ぎないのだろうか。

アメリカなどで行われた全国レベルの調査から、それが単なる印象ではなく、確かな事実であることがデータによっても裏付けられてきている。もし事実だとすると、どうしてそうしたことが起きているのだろうか。それは、何を意味するのだろうか。

なぜ自閉症は上流階層に多いのか

自閉症スペクトラムの増加には、一つ特徴的な傾向が指摘されてきた。多くの慢性疾患や障害は、概して社会経済状況の劣悪な階層ほど有病率が高くなるのが普通である。生活面でもストレスの面でも困難な状況に置かれやすいためと考えられる。ところが、自閉症スペクトラムでは、有病率の社会的勾配《こうばい》がむしろ逆転するのである。

先に紹介した自閉症スペクトラムと発達障害の大規模なモニタリング調査の結果を解析した

研究によると、社会経済的階層を上中下と三つに分けた場合、有病率は、上の階層では中間層の一・二五倍になり、下の階層では中間層の〇・七倍と低くなった。上の階層と下の階層で比べると、上の階層の方が八割近くも有病率が高いことになる。

社会経済的ステータスが上位の階層ほど有病率が高くなる原因として、まず考えられるのは、上の階層ほど子どもに問題を感じたとき、診察や受診という行動に至るため、診断率が上がるのではないかということである。

それを確かめる方法として、すでに診断を受けているケースと、今回の調査で初めて障害が見つかったケースに分けて、その頻度を比べることが行われた。案の定、下の階層ほど見逃されていて、今回新たに診断されたケースが多かった。ところが、新たに見つかったものだけで比べてみても、上の階層の方が頻度が高かったのである。

こうなると単に診断率の違いでは説明がつきにくい。社会経済的に豊かな階層で、自閉症スペクトラムの実質的な有病率が高いという可能性が強まったのである。

それと関連するが、地域や地区によって自閉症スペクトラムの有病率にかなりバラつきがあることが知られている。たとえば、アメリカで自閉症スペクトラムの有病率がもっとも高い州はニュージャージー州で、児童の有病率は四十九人に一人に達し、アメリカ全体の八十八人に一人という割合と比べて、二倍近い水準である。ニュージャージー州といえば、名だたる製薬会社やバイオテクノロジーの研究所が集まり、一割を超える住民がバイオ産業で働いている。また、プリンストン大学をはじめとする大学や研究機関も多い。リーマンショック以降、他の地域の経済が傾いている中でも、高い経済成長を維持し、新たなベンチャーが誕生し続けている。別名、「アメリカの救済者」と呼ばれているほどである。

自閉症スペクトラムの有病率がさらに高い地域が、サンフランシスコ郊外のシリコンバレーである。言うまでもなくＩＴ産業の聖地であり、アップル、グーグル、インテルといった今をときめく企業が集まっている。まさに時代をリードするＩＴエリートの街だと言えるが、この地域での自閉症スペクトラムの有病率は一割を超えている。

こうした事実は、自閉症スペクトラムの有病率が社会経済的に恵まれた階層で高いと言うにとどまらず、自閉症スペクトラムの遺伝要因が、むしろ知的、技術的才能と結びついたものであるというポジティブな意味をもつことを裏付けている。

実際、自閉症や自閉症スペクトラムを引き起こす遺伝要因は、それが強く働き過ぎると障害を引き起こすが、適度に存在する場合には、むしろ優れた才能となるのである。遺伝要因といっても、単一遺伝子の異常で起きるものは一部であり、多くは多因子で起きる。その場合、約一％という有病率から推測すると、平均二～三個のリスク遺伝子が関係し、それらが重なった上に、さらに環境的な要因が加わったときに発症に至ると考えられる。関連する遺伝子はそれほど珍しいものではなく、一割以上の人が、少なくとも一個のリスク遺伝子をもつと考えられる。そして、一個くらいならリスク遺伝子をもっている方が有利に働く面があるのだ。

ＡＤＨＤは恵まれない階層に多い

自閉症スペクトラムが、社会的に上位の階層に多いのとは対照的に、ＡＤＨＤは貧困層に多く、また、貧困層で増加率も高い傾向にある。先述のアメリカの調査で、年収が貧困ライン以下の階層では、ＡＤＨＤの有病率が、二〇〇三年から二〇〇七年の四年間に九・三％から一一・六％に二五％も増加しているのに対して、年収が貧困ラインの二倍以上ある階層では、七・三％から八・六％と、有病率が低いだけでなく増加率も小さい。

メディケイド（生活保護による医療保険）を受けている子どもと、メディケイド以外の医療保険に加入している子どもで有病率の変化を比べても、前者では一〇・八％から一三・六％と、有病率の値が高いだけでなく、増加率も二六％と大きい。後者では、七・〇％から八・一％と、有病率が低いだけでなく増加率も小さいのである。

ＡＤＨＤは、多くの疾患や障害と同じように、経済社会的に恵まれない階層で頻度が高いと言えるが、さらに注目すべきは、ＡＤＨＤの有病率にみられる階層間の格差が縮まるよりも拡大する傾向にあることだ。また、ＡＤＨＤの有病率が都市部で高いことも全世界的にみられる傾向である。

こうした統計データが示す傾向は、日々の臨床で出合う現実ともよく一致している。ADHDや破壊性行動障害のケースでは、不遇な家庭環境で育ったという背景が多い。ことにこじれたケースほど、そうである。それに対して、自閉症スペクトラムのケースは、親が知的専門職に就いているなど、上位の社会階層の出身者に多い傾向がみられる。

もちろん、貧困層にも自閉症スペクトラムは増えているし、恵まれた階層の出身者にも、ADHDや破壊性行動障害の子どもはいる。ただ、全体としてみると、両者の間には明らかに異質な傾向がみてとれる。「発達障害」の増加という問題も、自閉症スペクトラムとそれ以外の発達障害では別の要素をはらんでいると考えられる。

両方を合併するケースの特徴とは

その場合に問題を少し複雑にしているのは、自閉症スペクトラムとADHDが併存することも少なくないということだ。実際、自閉症スペクトラムの三割を超すケースにADHDの合併が認められる。また、幼児期の多動は、自閉症スペクトラムの初期徴候の一つと言えるほど、よくみられるものである。ただ、ここでは、多動だけでなく、不注意、衝動性といった症状が、児童期になっても顕著に持続するケースについて述べる。

では、自閉症スペクトラムとADHDが併存しているケースにはどういう特徴がみられるのだろうか。

両者を合併したケースでは、行動のコントロールや実行機能の低下がより深刻なだけでなく、社会的相互性の面でも低下がみられ、日常生活や社会適応の面でも支障を生じやすい。対応の仕方を間違うと、非行、自己破壊的行動などの問題に至りやすいとされる。

背景をみると、自閉症スペクトラムだけのケースよりも、愛着障害など養育環境の問題がからんでいることが多い。両親が専門職で超多忙というケースもあるが、どちらかというと社会経済的に恵まれないケースや養育者の交代など不安定な養育環境のケースが目立つ。

その一つの典型は、母親自身にADHDがあるというケースである。その場合、子どももADHDになりやすいだけでなく、自閉症スペクトラムのリスクも高まるとされ、両者の合併も起きやすい。ADHDによって育児や家事が困難になるだけでなく、不安定な愛着スタイルを伴っていることが多いため、かかわり不足や養育者の交代も起こりやすい。

ただ、両方が合併していても、意外に良い経過を示すケースもみられる。小学校低学年までは、手が付けられないほどひどかったのに、歳が上がるにつれて改善し、ほぼ問題なく社会適応するケースもある。

この落差は、何を意味するのだろうか。その答えは、恐らく症状を悪化させる要因として愛着障害が関係していたということだ。悪い方向に向かうと、とことんこじれるが、共感的なかかわりや受け皿となる存在との出会いによって、愛着の部分が安定化すると、社会適応が大幅に改善することも起こり得る。両者を合併したケースは、かかわり方次第で大きな差が生まれるので、いっそう注意深い対応が求められる。

ヒスパニック、途上国で発達障害が少ないのは?

社会的なレベルで比較した場合、もう一つ重要なことは、ヒスパニックや途上国で、自閉症スペクトラムの有病率が低いということである。調査のたびに、ヒスパニックでの有病率も上昇し続けており、ヒスパニック以外の白人に追いつきつつあるものの、依然、三〜四割低い水準にある。

第一章で述べたように、この差は、受診率や診断率の違いからだけでは説明が困難で、実質的に有病率が低い可能性が示唆されている。また、同じヒスパニック系の子どもでも、移民一世の子どもの有病率が〇・三%に過ぎないのに対して、親がアメリカ生まれの場合、二%を超え、ヒスパニック以外の白人より高い値を示していることも、アメリカ的なライフスタイルと結びついた環境要因の関与を強く疑わせる。

一方、ADHDについては、途上国では二〇〇〇年初め頃まで、比較的低い有病率が報告されていた。たとえば、二〇〇一年に報告されたエチオピアでの有病率は一・五％であった。台湾で行われた全国レベルの調査によると、ＡＤＨＤと診断された人の割合は、一九九六年の時点では、〇・〇六％に過ぎなかったが、二〇〇五年には、一・六四％まで増えている。その約半数が薬物療法を受けていた。大幅な増加は、診断概念の普及により診断率が上がったことが主な原因と考えられる。

しかし、日本の五〜六％、イギリスの八％、アメリカの一〇％、その約半数が薬物療法を受けているという数字と比べると、かなり低い水準にとどまっている。

エチオピアや台湾は、経済的にも発展途上であり、先進国に比べると、きょうだいの数も多く、それだけ一人の子どもにかけられるお金も手間も乏しいはずだが、そうした不利な条件をはねのけて、ＡＤＨＤを防ぐ要素が社会に保たれているということであろう。それらの社会において、子どもの発達を守っている要素とは一体何だろうか。

ＡＤＨＤの増加は何を意味するのか

養育環境によってＡＤＨＤのリスクは大きく異なる。貧困層や生活保護世帯において、ＡＤＨＤの有病率が高いとすれば、それは、そうした社会的境遇が、子どもの養育環境を劣悪なものにしやすいためと考えられる。一方、途上国やヒスパニックにおいて、都市部より農村部において、ADHDの有病率が低いとすれば、途上国や農村の社会が、ADHDを防ぐ働きを備えている、つまり、子どもの養育環境を守る力を保持しているということになろう。

貧困や恵まれない境遇がADHDにとって不利に働くにもかかわらず、貧しい人々が多い途上国やヒスパニックでADHDの有病率が低いということは、養育環境という点に関して言えば、経済的な豊かさよりも、途上国やヒスパニックの社会に備わった何かが、養育環境を守る力をもつということである。途上国やヒスパニックの社会がもち、近代的な社会が失ってしまったものとは何だろうか。

ADHDの養育要因が愛着障害と共通し、重なり合う部分が大きいとするならば、その答えはまさに、安定した愛着が育まれる養育環境、社会環境にあるということになろう。そして、安定した愛着を育むのは、安定した愛着に他ならない。すなわち、親と子の絆、夫婦の絆、社会の絆が命を保っていることが、子どもの育ちを守っていると考えられる。言い換えれば、そうした社会で健全な機能を維持していた愛着システムが、近代的と呼ばれる社会では、崩壊してしまいやすいということだ。

愛着を守る仕組みは、目覚ましいものというよりも、素朴な営みと言っていいだろう。母親がいつも乳飲み子のそばにいて、絶えず抱いて一緒に過ごすことができ、家族や夫婦や共同体の絆もしっかりとして、子育てをバックアップしているということだろう。

それに対して、先進国の母親はどうだろう。早くから子どもを預けて働かねばならず、また家にいるときも、おぶって家事をするよりも、テレビやビデオに子守をさせるということになりがちだ。夫婦や家族、共同体との絆も流動的である。愛着は、どうしても希薄で不安定なものになってしまいやすい。そうした養育環境の変化が、子どもの愛着形成に影響していないと言うことの方が難しいだろう。

子育てとか、愛着といったものは、決して新しいことではない。哺乳類の誕生からだけ数えても、何千万年も受け継がれてきたものだ。それは実に素朴で、原始的とも言える営みなのである。人類の知能が少しばかり発達し、便利な道具を発明して快適に暮らせるようになったからといって、子育てや愛着の絆といったものの本質は何ら変わっていないし、変わってはいけないのである。それが文明の進歩によって変わってもいいと考えたところから、人々は豊かになっても幸福にはなれないという悲劇が始まったのではないだろうか。

親や家族、共同体との絆がしっかりとした社会では、不利な遺伝子をもっていても、愛着が不安定になることが抑えられることにより、行動上の問題も出にくいと考えられる。ＡＤＨＤの増加は、子どもの育つ環境の危機を、とりわけ親子や家族の絆の危機を警告していると言えるだろう。

貧困も、社会の絆の解体も、どちらもＡＤＨＤを増加させると考えられる。前著『愛着崩壊』でも指摘したように、今われわれの社会で起きていることは、社会の解体が進むと同時に、貧困にあえぐ人が増えるという二重苦である。ＡＤＨＤの増加という事態は、その必然的な結果なのかもしれない。

だが、混乱した時代にＡＤＨＤが増えることには、別の意味があるのかもしれない。ＡＤＨＤのリスク遺伝子には、デメリットだけでなくメリットの側面もある。すでにみたように、新奇性探究と関連した遺伝子多型は、平和で社会が安定した状況では不利に働くかもしれないが、社会が混乱し流動化した時代には強みを発揮するのだ。

ある研究（Chen et al., 1999）によると、過去において大移動を経験した民族では、この多型をもつ人の割合が、そうでない民族よりも高いという。ＡＤＨＤの原因にもなる遺伝子が、民族の危機においては、新天地を目指して果敢に冒険をする原動力となったのである。それによって生き延びることができたから、この遺伝子も生き残っているのである。その有用性が求められる動乱の時代が再び来ようとしているのだろうか。

ちなみに、この遺伝子タイプは、定住生活よりも遊牧民のような移動生活に向いているともいう。ましてや小さな机の前にじっと座っているのは確かに苦痛だろう。新奇性探究の強いこの遺伝子タイプは、慣れた土地や人に対して愛着が薄い傾向をもつのだろう。それゆえ、愛着障害も起きやすいのだが、逆に言えば、不安定な愛着の中でも生き延びる強さを備えているのかもしれない。

自閉症スペクトラム増加のもう一つの意味

それでは、自閉症スペクトラムの増加は、どういう事態を反映したものなのだろうか。その問いに対する一つの答えは、自閉症スペクトラムの遺伝的傾向が、ADHDの遺伝的傾向とは対照的に、近代社会においては生存競争上、むしろ有利に働いているということである。

ADHDは、近代化と個人主義化という流れの中で、不利益ばかりを被った階層に多いと言えるが、近代化、個人主義化の恩恵を享受し、成功している階層に多いのが自閉症スペクトラムだということになる。

ただし、自閉症スペクトラムの遺伝的傾向をもった人たちも、社会の解体や愛着崩壊による不利益を免れているわけではない。両者を合併したケースには、負の影響が強く出ていると言える。ただ、この激しい社会変動に、どちらがうまく適応できているかと言えば、彼らだということになろう。

言い方を換えれば、現代社会は、自閉症スペクトラムの遺伝的傾向をもつ人を、かつての時代よりも、はるかに必要としているということである。その結果、このタイプの人は、高い報酬や恵まれた社会的地位を手に入れやすくなり、生き残りのチャンスを増やしているのである。

そうした遺伝子をほどよくもつことは、成功やパートナーの獲得にも有利であり、遺伝子の集積が起きやすくなっていると考えられる。

実際、高度な専門性をもった知識や技術の習得には、自閉症スペクトラムの遺伝子を適度にもつことは有利だと考えられている。人よりも物や概念に関心をもつことも、狭く絞られた対象に興味や集中力を発揮することも、優れた記憶力も、研究職や高度な専門知識を要する職種には必須の能力である。そうした能力は十分条件ではないにしても、必要条件であることは間違いなく、ほどほどの社会性を兼ね備えていれば、活躍の場は大きく広がる。

先進国になるほど、労働者に占める研究者の割合が高まることが知られている。日本の研究者数は六十七万人、人口比でみると、二百人に一人を上回る水準であり、労働人口比で言えば百人に一人を超える。労働者の一％以上もの人が研究者として働くという、歴史に前例のない時代が訪れている。医療や教育、法律や会計の専門家といった職種も加えると、相当な割合になるだろう。

同じような知的関心を共有する者同士が結ばれることが自然な流れだとしたら、自閉症スペクトラムの遺伝的傾向をもった人は、同じタイプの人をパートナーに選ぶことも増えるだろう。その結果、遺伝的な濃縮が起きやすくなり、自閉症スペクトラムの子どもが増えるという仮説も提唱されている。こう考えると、集団全体における自閉症スペクトラムの有病率が増加していることは、このタイプの遺伝子の社会での有用性が増した結果であり、社会環境の変化への適応を反映したものかもしれない。

気がかりな別の可能性

だが、そこには気がかりな別の可能性もある。その一つは、両親の年齢が上がると、自閉症スペクトラムの子どもをもつリスクが高まるということと関係している。専門職や研究職といったテクノクラートでは、専門知識や技能の修得に長い年月を要するということもあり、どうしても晩婚化の傾向が強まりやすい。それは、自閉症スペクトラムの子どもをもつリスクが高まることを意味する。この点は、ＡＤＨＤが早く母親になり過ぎることがリスクを高めるのとは対照的である。

また、長い年月を費やして獲得した専門技能を活かすために、妊娠中もぎりぎりまで仕事をしなければならないし、産後も早くから仕事に復帰することが求められる。余裕をもって子育てに取り組むというわけにはいかない。それは、母親だけでなく子どもにも負担をかけることになる。そうした無理が、早産や低体重児出産のリスクをさらに高めることにもなるし、一方で、かかわり不足による問題も起きやすくなる。

それでも、多くの子どもはたくましく育っていくのだが、一部には過敏な子どももいる。たまたま敏感な遺伝的体質をもった子どもであった場合には、子どもの発達や愛着が脅かされることになる。自閉症スペクトラムだけでなく、愛着と関係した摂食障害や境界性パーソナリティ障害が増えているのには、こうした事情も関係していると考えられる。

その場合には、自閉症スペクトラムの遺伝的傾向をもった人が、その特性を活かし、社会のニーズに応えるチャンスが広がっていることも、社会に貢献するために払ってきたせっかくの努力も、活かされるどころか徒《あだ》となりかねない。それは実に残念なことであるし、社会にとっても大きな損失である。

このような事態を防ぐためには、専門的技能の獲得によって結婚や子育てのための時期が遅くなったり、そのための時間が奪われたりすることがないように、そうした視点に立った社会的バックアップが求められるだろう。

具体的な手立てとしては、有給の出産休暇の拡充や三歳未満の子どもに的を絞った育児手当などが挙げられる。前者はデンマークで出生率を大幅に上げる成果を収めている。また、若い人が専門知識や技術を学んでいるときでも結婚や子育てに踏み切れるような支援策も求められるだろう。

だが、もっとも重要なのは意識改革だ。結婚や子育てがキャリアにとってマイナスになる風潮がある限り、どんな支援策もうまく働かない。子育ても、社会に貢献する立派な仕事という認識が求められるだろう。

もう一つの気がかりな可能性は、母親のADHDが、子どものADHDのみならず、自閉症スペクトラムのリスクを高めるということと関連している。ADHDが愛着障害と表裏一体の問題として増加しているとすると、それは、ネグレクトやかかわり不足という事態にもつながり、自閉症スペクトラムの遺伝要因をもった子どもが症状化するのを促進してしまう危険がある。このことは、恵まれない階層でも自閉症スペクトラムが増え続ける大きな要因であり、より深刻な問題だと言える。

脱愛着型社会に向かうのか、それとも……

こう考えてくると、「発達障害」の増加という事態も、実は、子どもを産み育てるという営みの根幹を支える愛着システムの破綻と無縁ではなく、直接、間接に連動した現象であることがわかる。

愛着障害とより密接な関係にあるADHDの増加は、社会の絆がどれだけ傷んでいるかの一つの指標だと言えるだろう。一方、自閉症スペクトラムの増加は、ある部分では、愛着に依存しない新たな社会の在り方を模索する進化の方向にかかわっているのかもしれないが、別の部分では、やはり愛着崩壊のしわ寄せを受けた結果なのかもしれない。

それゆえ、今起きている「発達障害」の増加ということも重要な問題であるが、実はもっと根源的な問題は、愛着システムがもろくなり不安定な愛着を抱えた人が増え、子育て自体に困難を抱えたり、意欲を失ってしまうことなのである。それは、生きることや子どもを育てるという生命の根幹が危うくなっているということに他ならないからだ。

このまま愛着システムの崩壊が進めば、この先、社会はどのように変化していくのだろうか。希薄な愛着しか必要としないタイプの人々が、生存のチャンスを増やすことになるのだろうか。それとも愛情飢餓の環境においても、次々と子孫を残すことができる人々が生き残るのだろうか。

そのどちらだとしても、愛着に依存した社会の崩壊は不可避で、脱愛着型社会が誕生しようとしているのだろうか。プレーリーハタネズミ型だったわれわれの社会は、サンガクハタネズミのように、絆を必要としない社会に移行しつつあるのだろうか。それとも、愛着という基盤なくしては、われわれの社会は成り立たず、それを取り戻さない限り崩壊へと突き進んでいくのか。今、われわれは大きな岐路に立っている。

第六章 「障害」と「才能」は背中合わせ

避難所で起きた「小さな奇跡」

東日本大震災の混乱がまだ続く二〇一一年三月下旬、一本のテレビニュースが、女川町《おながわちょう》の避難所で起きた「小さな奇跡」を伝えた。その日、避難所で心温まる手作りのコンサートが開かれたのだ。だが、そのコンサートは、一人の少年とその一家にとって特別な意味をもっていた。

それをさかのぼる数日前、避難生活に疲れ、体調を崩す人が続出する中、朝のラジオ体操が行われることになった。ところが、ラジオ体操の伴奏を弾ける人がいない。そのとき、一人の少年が手を挙げた。それが、まさき君だった。みんなは驚いた。まさき君は自閉症で、そうでなくても神経過敏な彼は、震災と津波のショック、それに避難所暮らしのストレスで、ときどき不安定な様子を見せていたからだ。

だが、もっと驚いたことに、まさき君は楽譜なしで、みごとにラジオ体操の伴奏をこなした。奇しくもそのピアノは、まさき君が小学校時代、よく弾いたピアノだった。それから、朝夕のラジオ体操の時間は、まさき君の出番となった。実は、まさき君は、津波で大切にしていた電子ピアノを流されてしまい、そのことも大きな落胆とストレスの原因になっていたのだ。

その日から、まさき君の気持ちは、みるみる安定していった。そして、小学校の校長先生の発案で、その日コンサートが開かれることになったのである。トリを飾ったまさき君は、「ゲゲゲの女房」の主題歌「ありがとう」を弾いた。会場は大きな拍手と感動に包まれた。

まさき君の母、橋本安代さんの感動的な手記『まさき君のピアノ』には、その日に至るまでのまさき君と一家の苦闘の日々が描かれている。小学校時代、しばしばパニックを起こしていたまさき君が、誰に教えられるともなく弾くようになったのが、そのピアノだった。そんな様子を見た先生から、ピアノを習わせてはと勧められたのは小学校四年生のときだったという。それからまさき君のピアノの腕前はみるみる上達して、聞き覚えた曲をすぐに鍵盤で弾けるようになった。

自閉症に限らず非定型発達の子どもは、しばしば信じられないような能力を発揮する。大江光さんのようにプロの域にまで達し、クリエイターとして活躍する人もいる。敏感で繊細な神経は、パニックを起こしやすかったり不安が強かったりする原因にもなるが、極めて微妙な調べの違いを聞き分け表現することを可能にもする。

しかし、こうしたことは極めて例外的なこととみなされがちである。確かに、それで名声や富が得られるようなケースは稀だろう。だが、社会的な名声や成功云々ではなく、その子の幸せや生きがいということを基準に考えれば、非定型発達の子には、例外なく、ある特殊分野に秀で、それに特別な関心や楽しみをもつことができる能力が備わっているように思う。そして、そうした楽しみや歓びをもつことが、その子にとっては、自分に合わない仕事でたくさんお金を稼ぐことよりも幸せなのだと思う。

非定型発達の子どもは、その子の輝き方をもっている。それは平均的な「当たり前」の輝き方とは違うかもしれないが、その子ならではのものである。

定型発達の子どもは、常に多数派に属することができるし、社会は多数派の人の在り方を基準に作られているので何かと有利で、生きるのも楽である。しかし、非定型発達の子どもは不利を抱えながら、その不利をどうにか乗り越えようとする中で、想像を超えた能力を育むのである。

それを見つけ出して活かし、自信をもって生きられるか、それとも不利な点ばかりにとらわれて、自己否定に陥ってしまうかが運命の分かれ目に思える。「発達障害」という言い方を用いた時点で、すでに不利な点にとらわれるワナにはまるのを手助けしてしまっているような気がしてならない。

発達障害と非定型発達

非定型発達のデメリットの面にばかりに着目し、定型的な多数派の子どもにできることを基準としてみれば、〝欠陥〟や〝障害〟だということになるかもしれないが、優れた面に目を向ければ、それは〝障害〟どころか〝才能〟だということにもなる。

ことに近年増加が目立つのは、障害の程度が比較的軽い「軽度発達障害」と言われるタイプである。しかし、しばしば問題が深刻になりやすいのは、むしろ軽症なこのタイプなのである。しかも、こうしたタイプは、周囲の環境や理解次第で、〝障害〟は何ら目立たなくなり、優れた特性を発揮することもできる。その意味では、「障害」ではなく「非定型発達」と呼んだ方が、まだしも真実に近いし弊害が少ないように思える。

「定型発達」と呼ばれる平均的な発達を基準として考えるのではなく、特性の異なるタイプとして、そのタイプの持ち味を基準にして考えることが必要なのである。これまで「非定型発達」という言い方は、二つの意味で用いられてきた。発達障害の傾向があるが「障害」と言うほどではないという境界的なケースを指す場合と、定型発達ではない状態全般を指す場合とである。

本来は、どちらが定型であるとか非定型であるとか言うべきではないのかもしれない。そうした見地に立てば、「非定型発達」という言い方にも、〝定型〟ではないというネガティブなニュアンスが残るが、「発達障害」という言い方に比べれば、まだ、それぞれの特性を認めた言い方のように思える。

そもそも子どもの発達は、みんな一律ではない。生後何カ月で何ができて、何歳で何ができるという見方自体が、子どもの発達の現実を無視した一面をもつ。四歳までの言葉の発達が遅くても、十歳の時点ではむしろ平均を上回っているというケースが何パーセントか存在する。そうしたケースは、社会性の発達もゆっくりであるし、常同性や自分の興味へのこだわりが目立つことも多い。だが、十代になる頃には、むしろリーダーシップをとれるくらいに社会性が発達することも珍しくない。定型発達の子どもよりも優れた技能や専門的な知識を獲得して、社会で活躍することも多い。

こうしたケースは、現在の発達障害の診断基準から見ると、特定不能の広汎性発達障害とか、アスペルガー症候群とか、ときには高機能自閉症と診断される。心配なのは、その診断が、その子の可能性を歪めてしまわないかということだ。

また、ＡＤＨＤに関して言えば、年齢が上がるにつれて症状が改善し、実際、成人では有病率の大幅な低下が認められる。青年期以降、あるいは成人でみられるＡＤＨＤは、これまで行われた研究からも、遺伝要因が異なり環境要因の関与が大きいことが示されている。子どものＡＤＨＤと同じものだとは言えないのである。だとすると、そもそも「発達障害」の定義から外れていることになるし、子どものADHDに関しても、年齢が上がれば自然に改善する問題を、わざわざ〝障害〟として扱う必要があるのだろうかという疑問が湧く。

定型発達を標準的と考えることすら、あまり根拠がない。こんなに多くの子どもが非定型発達なのは、非定型発達にも優れた点や有利な点があり、長い進化の過程でも、そうした特性が生き残ってきたからに他ならない。どちらが定型的かということすら、一つの思い込みに過ぎない。

単なる〝特性〟の違いにおいて、多数派のタイプを〝健常〟とし、それから外れたものは〝障害〟とされる。それは〝障害〟どころか〝強み〟や〝才能〟である場合も少なくないとしたら、少なくとも一部の子どもにとっては、およそ見当はずれなことが行われてしまうことになる。

もちろんその子どもの特性を理解し、それを踏まえた支援や対応、療育を行うことはとても重要である。だが、それは「非定型発達」という捉え方でも行えることである。それを、わざわざ「障害」と捉える必要があるだろうか。

少なくとも二割程度は存在する非定型発達の子どもの、発達の遅れた側面ばかりに着目すれば、「発達障害」と診断を下されてしまう子どもがどんどん増えることになる。しかし、それを「障害」と呼ぶよりも、一つの〝特性〟として、もっとポジティブな意識をもって働きかけを行う方が、誰にとってもメリットがあるように思える。

得意な情報処理のタイプが異なる

非定型発達は、情報処理の特性が異なるタイプという捉え方をすることもできる。いわゆる定型発達の場合、人に関する情報処理が、物に関する情報処理よりも優れている。些細な表情から感情を読み取ることができるし、相手の発言の微妙なトーンから言外のニュアンスを感じ取ることができる。

非定型発達では、こうした社会的情報処理が概して苦手であり、相手の感情や微妙なニュアンスを読み取り損なって、コミュニケーションがうまくいかないということも起きる。しかし、不利な面ばかりではない。その分、別の面での情報処理に長《た》けている。

「視覚空間型」と呼ばれるタイプでは、言葉では伝達できない映像や動きにかかわる情報を、瞬時に、直感的に処理する能力が高い。ボールや体の動きとか、空間の位置や事物の形態といった視覚空間情報を素早く処理できる。このタイプの子は、迅速で直感的な反応を必要とする運動やモノづくりが得意である。勉強は苦手でも、職人や技術者、芸術家やスポーツ選手として活躍することも多い。

その半面、対人関係では無愛想で、社交性に欠けていたり、強情で柔軟性が乏しかったり、言葉でうまく伝えられないと爆発しやすかったりする。

また、「視覚言語型」と呼ぶタイプでは、文字言語や数字や記号、抽象的な概念を処理する能力に優れている。会話のやり取りは苦手でも、難解な言葉を用いた文章を読んだり書いたりするのは得意である。詩や小説の読解で、作者の気持ちを聞かれると自信がないが、論理や数学を扱うのはお手の物だ。人と遊んだり体を動かすことよりも、本を読んだり頭の中で考えるのを好む。学者や研究者、専門技能をもつテクノクラートには、このタイプの人が多い。

それに対して、社会的な能力の発達が良いタイプは、聞き取りや会話言語の処理に優れているので「聴覚言語型」と呼ぶ。聴覚言語型の人では、勉強する場合に、自分で本を読むよりも講義や人の説明を聞いた方が頭に入りやすい。一方、視覚言語型の人では、自分で本を読んで独学した方が能率良く身につく傾向がみられる。視覚空間型の人は、話を聞いたり本を読むだけでは頭に残りにくく、実際に体や手を動かさないと身につかない。

得意とする情報処理のタイプに、各人はっきりとした違いがみられ、細かい点を含めると、さらに多様な違いが存在する。しかし、大きくこの三つのタイプに分けて理解することは、発達特性を踏まえて、どういう教育や取り組みがその子を伸ばすのかを考える上で有用な指針となる。

ちなみに、講義形式の授業は、聴覚言語型の子を基準にしたものであり、それ以外のタイプの子にとっては、一日六時間か、それ以上も先生の説明を聞く学習方法に縛られることは、時間と労力をかなり無駄にする。それでも、ペーパーテストが中心の教育は、視覚言語型の子どもにとって有利な面もあり、このタイプの子は授業を聞くのはあまり熱心でないが、成績は良く、本から得た知識が豊富ということが多い。

一番、割をくっているのは、視覚空間型の子どもである。このタイプの子どもにとって、現行の教育制度は、彼らの特性を活かせず、劣等感ばかりを強めてしまいやすいものとなっている。各タイプの能力を高める上で重要な点については、後の章でくわしく述べたいと思う。

非定型発達で何が悪いの？

このように、定型発達か非定型発達かという違いは、〝健常〟とか〝障害〟とかいうよりも、情報処理のタイプの違いだとも言える。この場合のタイプとは血液型のようなものである。A型の人がもっとも多いが、B型やO型もいるし、比率でいくと少ないが、AB型の人もいる。B型やAB型を、〝異常〟や〝障害〟として扱ったりしたら、大変なことになる。

ところが、ことが発達に関する限り、そうしたことが起きかねない。しかも、少数派のタイプはさまざまな不利を強いられるため、不適応を起こしやすい。それで問題が生じると、それ見たことかとばかりに、やはり発達に問題があるからであり、「発達障害」だということになってしまう。

しかし、もともとはタイプ、つまり特性が違うだけなのであり、それをその人に不利な物差しで測られるところから悲劇が始まるのである。

非定型タイプの子どもは、それぞれ一、二割は存在する。進化的に見て、各タイプが一定割合ずつ存在するのは、どのタイプも社会にとって必要だったからである。それを一つの狭い尺度で比べると、ただ劣っているだけのように見え、〝障害〟扱いされるようなことが起きてしまう。しかし、そもそもタイプが異なるものを同じ物差しで比較して、〝遅れ〟や〝異常〟と判断することは、理にかなったやり方なのだろうか。

先ほどの視覚空間型のタイプをもう一度例にとれば、このタイプは、言語的知能はあまり優れておらず、知能検査をすると、動作性知能は高いが言語的知能は平均を下回っているということも多い。動作性IQと言語性IQに一〇ポイント以上の開きがあると、乖離《かいり》（ディスクレパンシー）があると言って、これまた「発達障害」を疑う根拠とされ、「学習障害」という診断が下されたりする。

だが、待てよ、である。それは、そもそも知能とはバランスがとれているものだということを前提としてはいないだろうか。動作性と言語性の知能のバランスのとれた状態が、本当に望ましい〝健常な〟状態なのだろうか。バランスがとれていないのは、〝異常〟や〝障害〟なのだろうか。

今日の診断基準からいくと、たとえば、国語はいつも百点だが、算数がいつも十点しかとれないという人では、「学習障害」の中の「算数障害」が疑われ、「発達障害」の可能性があるということになる。しかし、それは〝障害〟なのだろうか。どちらも六十点くらいとれるのが、〝正常〟なのだろうか。

定型的、つまり普通が良いという固定観念にとらわれ過ぎているように思える。平均的なことが、そんなに良いことなのだろうか。むしろ本当の能力や才能は、偏りの中でしか生まれないのではないだろうか。

ところが、今日の発達障害という概念は、平均的な基準から大きく外れると、たとえそれが優れた能力を生み出すものであっても、「障害」と見立ててしまう危険をはらんでいる。発達障害を早期発見することによって、必要な療育を導入することは重要である。だが、その一方で、非定型発達の子どもに少しでも問題が起きると、「発達障害」という見方をすることは、その子にネガティブな評価を植え込んでしまう危うさをもっている。

ネガティブな評価などではなく、単なる特性だといくら強調しても、「障害」と診断される時点で、負の重石となりはしまいか。自分が「障害」をもっていることを前向きに受け止められる子どもや家族もいるが、そうした幸運なケースばかりではない。現実には、子どもが「発達障害」と診断されることで、うつ状態になる親も少なくない。親のうつ状態は、子どもの発達や愛着の安定、精神の安定にマイナスの影響を及ぼすことが明らかとなっている。

その意味でも、発達障害という診断は相当慎重になされるべきであろうが、実際にはかなり〝過剰診断〟されていることが指摘されている。アメリカの専門機関の調査によると、アスペルガー症候群、または高機能自閉症と診断された子どもの四分の一が、正常域と再診断されたという。日本の現状はそれ以上かもしれない。過剰診断され、「障害」とラベリングをされることによる弊害が危惧される。

悲観的な〝予言〟が現実となる

ピグマリオン効果と呼ばれるものが知られている。ロバート・ローゼンタールは、小学校の生徒を対象に知能検査を実施した上で、検査結果とは無関係に、無作為に選び出した生徒について、この子は将来有望である旨を教師に伝えた。一年後、再びその小学校を訪れると、選ばれた生徒の成績は本当によくなっていた！　何の根拠もないものであっても、「有望だ」と周囲が信じることによって、その期待が実現されてしまったのである。

このことは、逆の意味でも当てはまってしまうだろう。この子は〝障害〟をもつ子どもで、将来が暗いと周囲が思い込むことによって、その悲観的な〝予言〟が現実のものとなってしまう危険である。非定型発達であるだけで、将来は、むしろ有望かもしれない子どもを〝障害〟として扱った結果、本人も周囲もその診断にとらわれて、いつのまにか可能性が狭められないか、それが心配されるのである。

人の将来や人生に対して、「障害」という診断を下すには、相当な慎重さが求められるはずであり、そうしたデメリットを考えると、障害が重度かつ回復が困難であるという強い根拠がない限り、安易に「障害」というラベリングを行うのは避けるべきではないかと思われる。

定型的ではないが、そうした発達の仕方も優れた点をもつものとして、優劣をつけることなく受け止め、その子の弱い部分を伸ばし、バランスのよい発達を促すという視点が事実にマッチしているし、子どもの可能性を歪めることなく伸ばしてやれると思う。子どもの問題を〝異常〟とか〝障害〟と診断し、いくらそれに助けになることをしたとしても、すでにその出発点において、もっとも大切な何かを傷つけてしまっているのではないだろうか。

「発達障害」の診断を前向きに乗り越えられる子どももいる一方で、強い自己否定にとらわれる子どももいる。そこから非行や反社会的行動に走ったり、自分を損なう行動にふけるようになる子どももいる。適用範囲を拡大してまで「障害」という十字架を背負わさずとも、「非定型発達」という診断で十分ではないだろうか。非定型発達でも、療育を受けることはできるし、療育は少しでも早くから受けた方がいい。ただ、現在の制度では、「障害」と診断されないと、支援職員をつけてもらったり、療育手帳の交付を受けたり、経済的支援を受けることは難しい。しかし、そのために、子どもが必要以上に「障害」とされるとすれば、それは本末転倒である。「非定型発達」という診断で、必要な支援が受けられるように、そちらの方を改めるべきだろう。

才能は偏りから生まれる

人間の能力は極めて多様なものである。平均的に見える人でも、得意なことと苦手なことは必ず存在する。知能の多面的な構造を研究したハワード・ガードナーによれば、七つの知能が存在するという。つまり、①言語的知能、②音楽的知能、③論理‐数学的知能、④空間的知能、⑤身体‐運動的知能、⑥内省的知能、⑦対人的知能である。これらの七つの知能は、少なくともある程度独立性をもったものと考えられている。

しかし、言語的知能一つとってみても、話し言葉の能力か、文章言語を扱う能力かによっても、能力の中身は異なるし、聞き取りの能力、話す能力、読む能力、書く能力は、共通する面ももつが、独立した面ももつ。当然、各能力の間にはバラつきがある。

形態の認識能力でも、車の形を一瞬にして見分け、車種を認識する能力もあれば、相手の表情や顔を見分ける能力もある。言うまでもなく両者はまったく別々の能力であり、しばしば一方が得意な人は、もう一方が苦手である。どちらもそれぞれ一つの能力である。工業デザインや建築といった分野で秀でるためには、前者の立体認知の能力が不可欠になるだろうが、商談をうまくまとめるには、後者の能力が必要だろう。それぞれ得意不得意、向き不向きの人がいて、世の中はうまく成り立っている。どちらが〝正常〟で、どちらが〝異常〟といった問題ではなく、一つの特性に過ぎない。

しかも、分業と専門化の時代にあっては、バランスよくすべての能力が平均的に備わっている人よりも、一芸に秀でた人の方が、就職という面では有利になってきている。どちらも六十点よりも、十点と九十点の組み合わせの方が〝才能〟になりやすいのである。実際、飯の種になる才能は少し偏っていないと生まれにくい。その意味で、非定型発達の子どもの特性は、活用の仕方次第では、才能となる可能性を大いに秘めているのである。

非定型発達の人で、社会にうまく適応し、成功しているケースをみると、二つの面があると言える。一つは、年齢とともに、また訓練によって弱かった面がある程度強化され、いわゆる〝普通〟の生活や働き方に、それなりに対応できるようになった場合である。もう一つは、その人の特性がうまく活かされる職業なり分野なりに出合って、その特性が〝才能〟として活かされている場合である。

ただ、平均化しようとする訓練は、特異な才能を凡庸なものにしてしまう危険があることも知られている。弱い部分を底上げする訓練も大事だが、そこにとらわれ過ぎると、その子の可能性を潰してしまうことにもなる。むしろ、偏った特性を活かす働きかけが、非常に大事だと言えるだろう。平均的な方向を目指し、できないところばかりを強調することは、劣等感を植え付け、その子にとってもっとも大切な自信や自己有用感を失わせてしまう。それは何よりも大きな損失である。

特性として肯定的に受け止める

非定型発達の子には、定型発達の子を基準にすれば、弱いところや奇行にも見えるような〝癖〟があるが、それをネガティブに考え過ぎないことが肝要である。

同じことを繰り返す傾向なども、その代表だろう。一定の動作を繰り返したり、同じフレーズを何度も言ったり、同じ質問を何度もしてくるといったことだ。これを〝症状〟としてみると、「限局性の興味」とか「常同行動」とか「想像力の欠如」といった〝障害〟ということになる。

確かにそうした固執性は生活の困難を招く面もあるが、同時に、他の子にはない粘りや集中力、とことんまで追求する態度といった特性と表裏一体の関係で結びついていることも多い。困難な局面に出くわしたとき、〝障害〟として受け止めるという理解も大切だが、それが長所につながる力でもあるのだと考え、前向きに見守る方がもっと大きな力を生む。

　また、一方通行なコミュニケーションや、一人で喋るという行為もよくみられるものである。相互的にやり取りする言葉のキャッチボールが苦手なのだ。ただ、言葉のキャッチボールが苦手な人は、全人口の一割くらいはいるだろう。だが、そういう人が無能かと言えば、決してそんなことはない。よくお喋りして口が回る人よりも、ずっと仕事ができるということも多い。会話にエネルギーや時間を割かない分、専門的技能や知識を磨けるからである。

　クリエイティブな人や技術的に優れた人ほど、何を言っているのかよくわからなかったり、一人でブツブツ言いながら仕事をしていたりするものだ。偉い先生ほど、話をし始めたら、一人で一方的にまくしたてることが多い。相手がどう思おうが、そんなことを気にしていたら、学問や科学の世界では進歩など起きない。相手の感情になど左右されないから、真理を探求することができるのだ。

　一人で喋る行為は、専門的には、独語というよりもプライベート・スピーチ（私的発話）という。プライベート・スピーチは、子どもが遊びながら、人形に喋らせたりするときにもみられる。プライベート・スピーチは、訓練であり予行演習でもある。人形遊びやままごとで喋っていた言葉が、実際の社会生活に使われるようになる。白日夢のような空想にとらわれて、一人で喋るという場合もある。こうしたものも〝症状〟として捉え出すとネガティブな意味しかもたなくなってしまうが、創作の源はまさにプライベート・スピーチの一人語りにあるとも言える。〝症状〟どころか、それは〝才能〟であり、プライベート・スピーチの能力がなければ、ストーリーを作ることなどできない。創作に限らず、新たな発想や世界観を生み出す原動力も、この現実と空想が接し合う営みにある。

また、非定型発達の子どもを苦しめる問題の一つは神経の過敏性である。音や光、色、匂いといったものが想像できないほど苦痛なものに感じられたり、特有のこだわりをもったりする。だが、これも〝障害〟というよりも、〝強み〟と表裏一体の特性である。この鋭敏な感覚があるからこそ、音や言葉や色彩に対して繊細な感性をもつこともできる。多くの才能は、この感覚の鋭さなしには存在し得ない。

もちろん、どんな特性も過度になり過ぎることは、支障や苦痛を強め、生活自体を困難にする場合がある。適切な理解と対処が必要であるが、〝障害〟という捉え方をあまりにも拡大し過ぎることで、ポジティブな可能性を損なってしまわないようにしたい。その特性に逆らったり、無理に矯《た》め直そうとすれば、無益な消耗戦になって、本人も周囲も自信を失うだけだ。そうした特性を、その子の一部として肯定的に受け止めることが、もっともよい結果につながりやすい。

次章では、タイプ別に非定型発達の子の特性を踏まえて、それを活かす方法を探っていきたいが、そこで大事なのは、細かなノウハウなどではなく、どういう視点でその子を受け止めるかという根本の部分である。なぜなら、その子の人生を左右するのは、その部分が生み出す安心感だからである。

第七章 非定型発達の子を伸ばすコツ

(1)視覚空間型の才能を伸ばすコツ

視覚空間型の発達と特性

視覚空間型は、簡単に言えば、手や体を実際に動かして学ぶのが得意なタイプである。本を読んで、本から学ぶといったことは苦手である。書かれた文字や文章を読んでもイメージが湧きにくい。抽象的なことほど、その傾向が強く、数学的な記号のようなものに対しては、ちんぷんかんぷんなだけでなく、生理的に受けつけないという場合もある。読字障害や算数障害などの学習障害を伴っている場合もある。

しかし、決して知能や能力が低いのではない。先にも説明したように、能力の特性、つまり得意とする情報処理の仕方が異なるのである。視覚空間型の人の頭脳は、画像処理が得意なコンピューターのＯＳのように、並列的にいくつもの情報を同時に処理するのが得意である。それに対して、後で扱う視覚言語型（言語論理型）の人の頭脳は、逐次的に、つまり一つずつ順番に処理を行っていくような特性をもつ。前者は処理スピードが速く、直感的で、ややアバウトで、意味よりもイメージによるところが大きい。それに対して後者は、スピードが遅く、論理的で、正確で、意味を重視する。

前者の処理の仕方は、複雑で厳密な数学の問題を解くのにはあまり向かないが、素早い対応や感覚的な処理が必要なことには、大いに力を発揮する。後者の処理方法では、バットを振った頃には、とっくにボールはミットに吸い込まれているし、気の利いた文句を考え出した頃には、相手はもう他の話をしている。

視覚空間型の子どもは、動きも素早く頭の働きがとても速いので、大人がぼやぼやしていると、注意はもうどこか他のところに移って、そちらに向かって走り出してしまっている。多動で、衝動的で、不注意で、新奇性探究が強く、飽きっぽいといった特性がみられやすいのは〝欠陥〟というよりも、情報処理の〝特性〟と密接に結びついている。このタイプの子どもは生き生きして活発で、子どもらしく跳ね回り、天真爛漫で魅力的である。ただ、そうしたもともとあった特性は、しばしば誤解と押さえこみによって捻《ね》じ曲げられていく。

このタイプの子どもの関心を維持するためには、間髪容《い》れずに注意を惹きつけ続ける工夫や努力が必要になる。そうした努力が足りないのを棚に上げて、このタイプの子どもは、昔から〝愚か者〟呼ばわりされてきた。それが才能として輝けるかどうかは、それをむしろ長所として伸ばす理解者にめぐりあえるかどうかなのである。

トム・クルーズの場合

『トップガン』や『レインマン』『ミッション・インポッシブル』などのヒット作で知られる世界的スターのトム・クルーズも、子どもの頃から視覚空間型の特性を示し、いわゆる勉強では苦労した人である。彼には読字障害があり、小学生の頃は特別支援教育を受けたこともある。

トム・クルーズの父親は、ゼネラル・エレクトリックの電気技師で、レーザー技術の開発に携わっていた。技術者にありがちなことだが、あまり社交的でなく口下手な人であった。一方、母親は愛情深く、楽天的で、三番目に生まれた初めての息子を、とても可愛がった。息子とタイプが似て演劇が好きで、直感や行動力に優れていたが、息子と同じ読字障害があったと言われている。

トムは幼い頃から、イタズラ好きで無鉄砲な特性を現し始めた。まだ三、四歳のとき、ベッドのシーツをパラシュート代わりに屋根からダイビングして、あやうく死にかけたこともあった。小さい頃から物真似が得意で、家族を笑わせたという。

だが、天真爛漫だったトムの苦難が始まるのは、小学校に上がってからである。読み書きがうまく習得できないという壁にぶつかったのである。教科書を読むように言われるたびに、彼は恥辱的な思いを味わったと、後に回想している。読字障害をもつ誰もが経験する思いである。うまく文字を読むことができないときの気持ちを、彼はこう述べている。

「頭が真っ白になって、焦りや不安や嫌気や欲求不満や、ぼくはバカなんだという思いが湧いてくる。腹も立ったよ。勉強してると、嘘じゃなく本当に脚が痛くなってくるんだ。頭痛もした。小学校から大学まで、それに仕事をしはじめてからも、ずっと自分には人にいえない秘密があると感じていた」（『トム・クルーズ　非公認伝記』小浜杳訳）

彼は字がうまく読めなかったことで、他の生徒からからかわれ、イジメを受けることもあった。自分がわかっていないことをごまかすために、ふざけたり、教師に反抗したりもした。このタイプの子どもには起きがちなことだ。一向に覚えることができないトムに手荒なことをする教師もいたが、多くの教師はトムに対してとても適切なかかわり方をした。特別支援専門の教師が、読み書き、綴り字、算数の特別授業をしてくれ、母親にも家庭でのサポートの仕方をアドバイスした。中でも重要なアドバイスは、「自信を持たせるため、スポーツ、演劇、美術など非学術的な分野で才能を伸ばすよう勧められた」ことだった。

そのアドバイスに従って、トムは演劇部に入り、そこで早速素晴らしい才能を発揮し始めた。

台本を覚えるときは教師に読んでもらって暗記したが、文字がすらすら読めないというだけで、読んでもらえればトムは素早くセリフを覚えることができた。

また、トムはホッケーのチームに入り、スポーツでも頭角を現す。だが、小学校も最終学年になった頃、トムは再び問題を起こすようになった。学校を女の子とエスケープしたり、爆竹を近所の裏庭に投げ込んだり、叱られてもよけい反抗したりした。その背景には、両親の仲が悪化したという問題があった。父親は仕事を辞め、経済的にも行き詰まっていた。父親はいっそう無愛想で短気で、不安定になり、苛立ちを暴力的に息子にぶつけることもあった。気に入らないと、突然蹴られたりすることもあったという。トムは父親に対して緊張と反発を感じるようになった。

結局、母親と子どもたちは父親のもとから逃げ出し、両親は別れることとなった。トムはバイトをしながら学校に通ったり、母親の再婚によって引っ越しや転校を強いられたりといった中で、このタイプの子どもがしばしばするように、不良っぽい行動で気を紛らわすこともあった。危険な一線を越えなかったのは、母親との絆がしっかりしていたのと、母親や姉たちとの関係で身につけた甘え上手のところが、彼を守ったからだろう。

ハイスクールの頃の成績は中くらいで、学習障害があったことに誰も気づかないくらいだった。完全に克服してはいなかったにしても、周囲に気づかれずにやりおおせる演技力を彼は身につけていた。ハイスクールに入るとトムは、レスリングを始めそれに熱中する。だが、これからというときに靭帯を切るケガをしてしまい試合にも出られなくなる。しかし、そのケガが彼の運命を変えることになる。

ハイスクールのミュージカルのオーディションを受けてみないかと友人に勧められたのだ。トムは運命の呼びかけに応えて、オーディションを受ける。彼の演技力は群を抜いていた。主役に抜擢《ばってき》されたトムは、まさに水を得た魚だった。そのステージを見つめるプロのエージェントがいた。

実は、そのハイスクールには、すでにデビューした女優がいて、その女優が妹を見てもらおうとエージェントを呼んでいたのだ。だが、エージェントの眼鏡にかなったのはトムの方だった。そこからトム・クルーズの俳優としての輝かしいキャリアが始まることになる。

読字障害や書字障害がある人は、それに気づかれないように大変な気苦労と労力を払って生活している。「眼鏡を忘れた」とか「手を傷めている」といった理由をつけて、うまく読み書きできないことをごまかしながらも、内心は冷や汗をかいていることもあるし、領収書を書くといった作業ができないために、販売や接客の仕事を避けねばならないケースもある。トム・クルーズも例外ではなかった。

だが、そうしたハンディは、代償的に他の人にはない能力を育む。学究的でない面で自信をもてることに取り組ませるというアドバイスは、このタイプの能力を伸ばす上で、まことに的を射たものだと言えるだろう。

イメージで思考する

このタイプの人は、イメージを作り出したり、イメージで思考する能力に優れている。イメージは映像的、視覚的なものだけとは限らない。体感的なイメージに優れた人もいれば、音楽的なイメージや味覚、触覚などのイメージが豊かな人もいる。

定型発達の人にとって、イメージはあくまで頭の中に作り出したイメージに過ぎないが、このタイプの人にとっては、それは現実の事物と同じくらい存在感をもつヴィヴィッドなものである。言葉で考えるよりも、ずっとフィットするのだ。イメージは心に焼きつくので、イメージの記憶にも長けている。言葉で覚えるよりも、イメージを覚えるのが得意である。

言葉を覚える場合も、意味として覚えるというよりも、音声や音として覚えるといった方が近い。それゆえ言葉が語られる口調の微妙な細部まで、みごとに再現できるのだ。トム・クルーズが文字を読むのは苦手でも、口真似が得意だというのにも、そこに秘密がある。

文字を介した言葉は多くの人が共有しやすいが、イメージは各人に十人十色である。そのため、文字言語に頼る人よりも豊かで個性的なイメージを育みやすい。芸術家や職人、スポーツ選手、建築家、俳優だけでなく、詩人にもこのタイプの人が多い。詩人は、文字言語ではなくイメージで思考する人たちなのだろう。だから、独創的な言葉を生み出すことができる。創造的な活動や身体的な活動においては、イメージによる認識や思考はとても有利に働く。

多くの人は世界と対面するとき、言語や解釈を介して、意味づけした世界と向き合っている。だが、言語的な意味づけが苦手なこのタイプの人は、世界をダイレクトにありありと体験している。言語的なカテゴリーで物事を認識することに慣れた人には陳腐で当たり前の現実も、このタイプの人には、新鮮な驚きをもって迫ってくる。そこに新鮮な感覚と創造の秘密がある。

現実から遊離する能力

クリエイティブな能力をもつ人に共通してみられる特徴的な状態は、目の前の現実を離れて自分のイメージや思考の中に入り込んでしまうモードをもっていることである。この状態に入ると、その人は現実の中にいても、もう現実とは異なるものを感じ、自分のイメージを生み出したり、イメージで思考したりしている。それは、軽い解離を伴った状態と言えるかもしれないが、すぐに現実に戻ることができるという点で、別に病的なものではない。むしろ才能なのだ。創造的な能力をもつ人に共通してみられる、極めて重要な特性である。

話をしているとき、考えているとき、読んでいるとき、眺めているとき、体を動かしているとき、作っているとき、描いているとき、演奏しているとき、何をしているときであれ、イメージの世界に没入すると、もうその人にとって外界は存在しないも同じことになり、自分の内的なイメージが圧倒的な存在感をもつようになる。

そうした状態になると、たとえ誰かを相手に話をしていても、もはやその人は自分の内的なイメージを摑み取り、それを言葉にしようともがいているだけで、相手のことはどこかに飛んでいる。したがって、相手の目も顔も見ずに話すようになる。

ところが、それを精神科医がみると、視線を合わさずに話をするといった〝症状〟として、その状態を捉える。自分の思考にのめり込み、他者への関心が乏しく、双方向のコミュニケーションが障害されているとみなされるかもしれない。圧倒的な存在感をもつ内的なイメージを膨らませ、それに没入することができるというのは、本来〝才能〟とみなされるべきなのに、〝障害〟の徴候とみなされてしまうのである。

ヴィヴィッドな内的イメージをもつ能力は、時間や空間といった現実の制約を超越する能力でもあり、独創的なアイデアや表現といった創造的な領域においてだけでなく、人間を理解したり、物事の本質を見抜いたり、困難を突破するための方法や戦略を思いついたりといったことにも、新しい着眼やインスピレーションをもたらす能力である。

もちろん、周囲の状況を把握し、それにふさわしく振る舞うことが求められる状況では、こうした内的イメージへの没入は不利に働く。また相手に対して共感や同調が必要なコミュニケーションを行う上でも、足を引っ張ることになる。

では、どうすればよいのだろうか。こうした問題に取り組み、それを克服する方法を見つけ出した先達は、同じ方法に行き着いたようだ。その方法とは、内的イメージに没頭するモードと、外界に注意を向けるモードを、自分の中でしっかり区別し、二つの状態の間でスイッチを切り替えるということである。

そして、その場合に重要になるのが、〝心の目〟をどこに据えるかということだ。それについても、先達がたどり着いた結論は同じであった。うまく外界に注意がいきわたるために、もっとも適した〝心の目〟の置き所は、自分の頭の少し上で、少し後ろの位置だという。そこにあたかも第三の目が存在して、周囲を見渡すように注意をいきわたらせると、このスイッチの切り替えがスムーズにいくようになる。内的イメージに没入すると、もう周りは見えていないということが起きる。それは視野狭窄な状態である。そうしたときに、第三の眼を意識するという方法を訓練することで、外の世界への広い視野を取り戻すことが可能になるという。

シュタイナーの場合

今日、ドイツやアメリカで盛んに行われているシュタイナー教育の創始者であり、多方面に天才的な能力を発揮したルドルフ・シュタイナーは、学習障害をもっていたとも言われている。シュタイナー自身が語るところでは、八歳のとき、文字のスペルをことごとく間違えていたし、十五歳になっても、間違わずに書くことができなかったという。

ちなみに、『ファウスト』などで名高い文豪ゲーテも、綴りには悩まされ続けた一人である。綴りのミスは生涯治らず、彼は作品ができるたびに、綴り字を専門の筆記者に直させていた。詩人であったゲーテは、視覚空間型の特性を備えていたのだろう。アメリカ大統領となったジョン・F・ケネディも、綴り字が苦手で、字が下手で乱雑だったことで知られている。彼は時間を守るのが苦手で、上の空なところがあった。ケネディも決して優等生ではなかったのだ。

視覚空間型の子どもは、単調な学習やじっと座って講義を聞くのには向かない。もっと体感的で豊かなイメージでないと、彼の神経を刺激することはできない。シュタイナーは文字を学んだときの体験を記しているが、それは視覚空間型のタイプの人の特徴をよく表している。

学校に行き始めたとき、教師はルドルフ少年のことをすっかり愚か者だと思ったようだ。というのも、ルドルフ少年は、hもnも同じ高さの丸めた文字を書き、ほとんどすべての文字の綴りを間違えていたからだ。劣等生扱いされたルドルフ少年は、なおのことこの人物から学ぶ気を失った。おまけにイタズラの濡れ衣を着せられ、かんかんに怒った父親は、学校をやめさせてしまった。

代わって父親が、ルドルフ少年を教えることになったのだが、それとて、ルドルフ少年には苦痛な体験だった。父親の事務所でいやいや勉強をやらされながら、仕方なく父親に言われた書き取りをやっていたが、その実、あまり頭には入らなかった。

ところが、あるとき彼は、文字の面白さに目覚める体験をする。事務所には、インクを吸い取る砂が置いてあった。インクの文字にこの砂を振りかけて、余分なインクを吸い取らせるのである。ルドルフ少年は、この吸い取り砂に夢中になる。書いた文字にそれをふりかけ、インクを吸った砂が膨張するのを眺め、盛り上がった砂を何度も指で触れ、文字を体感的に味わった。それは、文字とのまったく新しい出合いだった。それまで感じていた文字に対する違和感が薄らぎ、頭にすんなり入るようになるとともに、書かれた文字への興味が芽生えてきたのである。

イメージや体感を活用する

視覚空間型の子どもは、抽象的な記号や文字を見ただけでは、それが言葉と結びつかず、なかなか頭に入らないが、もっと感覚を刺激する方法を用いると、急に興味や親しみが湧き、頭に入りやすくなる。

ところが、現実には子どもがこうしたことをすると、それは〝イタズラ〟とみなされ、お目玉を食うのがオチだ。その点、シュタイナーの父親は偉かったと言える。子どものイタズラはしばしば、子どもが体験的な学習をしようとする〝試行錯誤〟であることが少なくない。しかし、大人の〝常識〟からすると、それは〝イタズラ〟でしかない。こうした悲しい誤解は、そもそも学び方の方法が異なるという特性の違いを理解していないことから生じる。

　このタイプの子どもには、小さい頃から絵本に触れることで本に慣れさせ、文字への抵抗を減らすことも有用な方法だろう。ケネディの母親は、小さい頃からよく絵本を読み聞かせた。おかげでケネディは、とても読書好きになった。もしそうした働きかけがなければ、ケネディはもっと勉強で苦労していただろう。

　文字を覚えるのにも、ただ見て覚えさせるだけでなく、文字を粘土などで作って、それに触れて形を味わうということが、このタイプの子どもの興味を搔《か》き立て、学習も容易にする。

　五感の豊かさやイメージを重視するシュタイナー教育やモンテッソリー教育は、言語的理解に重きをおく講義型の授業を中心とする通常の教育方法と比較した場合、視覚空間型の情報処理を得意とする子どもたちに適した教育法だと言える。読字障害や学習障害のある子どもは、多くのケースが視覚空間型の子どもなので、通常の教育法では出来の悪い子になってしまい、彼らの良さを伸ばすことができないが、シュタイナーやモンテッソリーの教育は、むしろ彼らの強みを活かすものだと言えるだろう。

二、三割の子どもが視覚空間型の特性をもっていることを考慮するならば、本来は公立教育でも、こうした方法を採り入れて、このタイプの特性をもつ子どもが無用な劣等感や自己否定を抱えるのを手助けするのではなく、もっている強みを伸ばし、生きていくための技能を身につけられるように応援すべきであるように思える。

注意力を高める工夫

視覚空間型の子どもでは、体を動かすような強い刺激がないと、注意力が鈍ってしまいがちだ。単調に話を聞いたり活字を目で追っていると、段々覚醒度が落ちてきて、注意力が低下するどころか眠くなってしまう。このタイプの子どもが学習に取り組む場合には、この点に十分配慮した工夫が必要になる。

有効な方法の一つは、ただ話を聞く、読むだけでなく、手を動かしたり、自分でやってみる要素を採り入れることである。話を聞く、読むといった時間は短く区切り、その間に書き取ったり、書き写したりする作業を入れる。具体的な課題に取り組んで、説明された内容を体験的に理解する。こうした能動的な作業を組み込むことで、単調さを防ぎ、覚醒度を高めることができる。

サーキット・トレーニングのように、一つ一つの説明や作業を決まった手順に沿って、ぐるぐる回していくのも効果的だ。

注意力を高めるのに、もう一つ非常に有効な方法がある。それはクイズ形式やゲーム形式を活用することである。はらはらドキドキの要素があると、覚醒度を高めることができる。毎回、その子のレベルに応じた小テストをして、毎回のポイントを記録していくといった取り組みは、注意力だけでなく意欲も高めることにつながる。一定のポイントを取るとレベルが上がったり、ボーナス・ポイントが獲得できるといった仕掛けをすることで意欲を刺激するのも一法だろう。

宿題や家庭学習も、記録用紙を張り出して、課題をクリアしたらシールを貼り、時間内にできたときや間違いが少なかったときはポイントを加算するといった取り組みが有効である。成果が視覚化されることで、大きな変化が生じやすい。

具体的に学ぶのを好む

視覚空間型の子どもは、抽象的なものが概して苦手である。言葉や概念ではなく、具体的な物や出来事に関心をもつ。物事を学ぶ場合も、それが何に役立つか、具体的にわかっていると意欲が出るが、何に役立つかもわからないことには興味が湧かない。

したがって、このタイプの子どもが学ぶ場合には、具体的なことがらをからめることや、実際の物を使って学ぶことがとても役に立つ。

算数や数学の問題を考える場合にも、できるだけ設定を具体的で、現実的な興味を刺激するものにすると、俄然取り組み方が違ってくる。現実の問題を解決するのに、こんな方法が使えるんだよ、という視点が大事なのだ。その手順を省いて、いきなり連立方程式や三角関数の解き方はこうだと教えても、頭のスイッチが入らない。

高度な概念でも、工夫すれば、具体化や視覚・空間化が可能である。ヨーロッパで盛んなモンテッソリー教育などでは、そうした教具が発達していて、それに触れているだけで楽しくなる。一人ひとりがそうした教具に触れながら、数や計算の概念を学んでいける。実際に活用されているそうした方法を、もっと積極的に採り入れるべきだろう。ただ、紙や黒板に書いてというだけでは、このタイプの子どもには印象が弱いのである。スライドが多用される講義も、アニメーションなどの技法を駆使したところで、受動的である限りあまり残らない。

具体的に学ぶのが得意であるということは、短所であるどころか、大いに長所である。というのも、具体的なものに強いということは、実践に強いということだからだ。学校で高度な専門教育を受けただけでは、難しい用語はたくさん知っていても、実践ではまったく役に立たないということが多い。しかし、このタイプの人は、現場で実際に体を動かし、人と接する中で情報を集め、問題に対処しなければならないというとき、とても役に立つ存在となる。

行動力があり、具体的な出来事のどこに問題があるのかを、直感的に把握する能力をもっている。それをいちいち言葉で説明したり、分析するのはあまり得意でなくても、こうしたらうまくいきそうだということを、たちどころに見抜いたりする。実践的な賢さというものは、だいたい、理論や机上の学問の賢さとは一致しない。このタイプの人は、実践的な賢さや処理能力という点では優れていることが多いのだ。

ところが、勉強が苦手ということで、否定的な評価ばかり受けてしまったために、その子の良い点にまで自信をなくしてしまい、投げやりになっていることも少なくない。とてももったいない状況だと言えるだろう。具体的に学ぶ強みや実践的な能力の高さを活かせるような活動に取り組ませ、肯定的な評価を受けられる機会を増やす必要がある。

現在の教育は、五教科優先で実技科目の評価が低い。そうした教育の偏りも、このタイプの子どもたちには不利に働いている。中学の段階から職業教育を採り入れたコースを作るなど、実技的な能力をもっと評価し活かせる仕組みが必要だろう。保護者は、学校の成績をその子の評価とは思わず、その子が正当な評価を受けられる取り組みを見つけていくことが必要だろう。スポーツなどが得意な子ども、技術的なことが好きな子ども、グループ活動を好む子ども、それぞれの特性を伸ばすことが活路につながる。

働くのが好き

このタイプの大きな特性は、勉強は嫌いで苦手だが、体や手先を動かして働くのは好きということだ。これは、とても大きな長所であり美質であるにもかかわらず、この点はほとんど活かされることなく、苦手なことばかりに否定的な評価を与えられ、劣等感を植え付けられてしまっている。

そこには、今日の教育制度の問題がある。拙著『なぜ日本の若者は自立できないのか』で詳しく述べたが、日本の教育制度は、かつての高等文官試験の伝統を引きずる官僚養成のための教育という枠を脱し切れていない。そのため、五教科中心で講義・教科書丸暗記型の画一的な教育が、当然のごとく続けられてきた。官吏になって机に座って文書を作るのが仕事ならば、こうした教育も意味があるだろうが、このタイプの子どもたちに、これほど向かない仕事もない。そもそも官吏として求められる能力も、科挙の時代ではあるまいし、文書作成の能力ではなくなっているはずだ。

視覚空間型の特性をもつ子どもたちは、文書よりも現実の具体的な物事に興味をもち、具体的な問題の解決ということになれば、文書作成にだけ長けている人よりもはるかに行動力を発揮することも多い。

実際、このタイプの子どもたちは、学校時代は苦労をしても、社会に出て働き出すと、仕事で頭角を現すということが少なくない。働くのが楽しくて好きだという特性を活かさない手はない。庭仕事や車洗いの手伝いを一緒にしたりするといったことにも、小さい頃から興味をもち、やりたがるものである。

そこで、そんなことはしなくていいから、勉強をしなさいと言ってしまうと、このタイプの子どもの可能性を潰してしまう。一緒に作業をしたり、仕事や手伝いをやらせたりして、働く楽しさと自分が役に立つという感覚を育んでやることが重要だ。子どもたちは目を輝かせて、大人がやっている仕事を手伝おうとするだろう。

物事には、すべて臨界期というものがあって、本人が主体的な興味や意欲をみせたときが、やらせどきなのである。そのときよりも早過ぎても、遅過ぎても、うまくいかない。早過ぎると、能力も意欲も伴わず、負担に感じて嫌いになってしまう。遅過ぎても、もう関心が他に移ってしまっているので、ただ雑用をやらされるとしか思わない。そこから歓びを感じることはできない。

親がやっているのを見させておいて、一緒にやりたいと言い出したら、そんなことはしなくていいとは言わずに、今がチャンスとやらせてみることだ。

教育の場でも、それは同じに思える。興味のない子どもに、二次関数や三平方の定理を無理やり教え込むことに、何の意味があるのだろうか。頭の訓練になるということは否定しない。

しかし、強制されてやることではない。そもそもそんなものを知らなくても、大部分の人は困ることもない。もっと他の興味のあることで、頭の訓練をすることはいくらでもできる。働くという要素を、教育の場にも採り入れるべきなのである。

今やっていることが、具体的に何に役立つかが明らかでないと、この子どもたちは意欲も興味も感じない。具体的な有用性というところから、いくらでも教育の可能性は広げていけるし、もっと早くから職業教育を採り入れ、学校よりも現場で学ぶことのできる仕組みが、このタイプの子を劣等感から救い、自己有用感を授けることにつながる。ドイツ、スイス、オランダといった国々では、それが普通である。

高校卒業の資格を与えるのに、何も子どもを机や黒板に縛りつける必要はない。一、二年の間は、午前中だけ授業をして、午後は、現場に行って実際に仕事をする、三年になったら、まるまる現場で働いて、それで単位が取れるでいいではないか。スイスなどでは、以前からそうした制度が実際に行われ、高度な技術者の養成に役立っている。

報酬が明確な方がいい

このタイプの人が、勉強よりも働く方を本気で頑張るのには、もう一つ理由がある。概して、非定型発達の子は、親に言われたからといってやりたがらない。報酬が明確になっていないと、やる気が起きないのだ。漠然と、自分自身のためだとか、将来のためだとか言われても、ピンと来ないのである。

報酬にも大きく二通りある。一つは心理的報酬である。褒められるとか、認められるとか、親が喜ぶといったことは、子どもにとって心理的報酬となる。いわゆる「良い子」というのは、承認欲求（周囲に自分の価値を認めてもらいたいという気持ち）が強いので、心理的報酬で動く傾向が強い。親から褒められ、「頑張ったね」と言われることが何よりもの報酬なのだ。

ところが、このタイプの子は、いわゆる「良い子」という規格からは外れた子どもである。ときには「悪い子」と言った方が正確な扱いを受けている場合もある。親に叱られるより褒められたいが、といって褒められるために自分のやりたくないことをしたいとは思わない。このタイプの子も、いったん目覚めて、自分で目的をもつようになると、頑張ることが心理的報酬につながるようになるのだが、まだ目覚めていないうちは、心理的報酬は効果がない。

その代わり、このタイプの子は、物質的な報酬には人一倍強い関心をもつ。普段から心理的報酬を得られない分、物質的報酬に頼るようになっているとも言える。

口で言うだけではなかなかやろうとしない場合でも、報酬を明確にして、そこを刺激すると、モチベーションをアップさせやすい。達成可能な目標と、それに対する報酬をあらかじめ取り決めるのだ。ただ、一回の報酬は控えめなものにし、それを何度か連続して達成するとボーナスを出すという二段構えにするとよい。そして、どれくらい達成できているか、結果を大きな表にして掲げる。

一回の報酬は、小さな子どもならシール一枚で十分だ。もう少し大きくなれば、ポイントやトークンを使って、それがある程度たまれば、目当ての権利や景品と交換できるようにする。頑張り方次第で、ボーナスも出す。

子どものレベルや進歩に合わせて、目標を設定する。目標は、少し頑張れば十分達成可能なものにする。そして、一定期間継続して達成すると、ボーナス・ポイントを追加する。一回の達成と継続の両方に目を注ぐ。

アップルの創業者で、IT産業だけでなく、全ビジネスマンのカリスマ的存在であるスティーブ・ジョブズは、小学生だった頃、まったく落ち着きのない子どもで、イタズラがひどく、勉強はからっきしだった。今で言えば、間違いなくADHDの診断を奉られて、薬物療法を勧められていたかもしれない。しかし、ジョブズの「発達障害」は、明らかに養育要因がかかわっていた。

ジョブズは、生まれて間もなく実の親から離され、子どものいなかった養父母のもとに引き取られたのだ。新生児の段階であっても、実の親から離された子どもには、愛着や社会性の発達の面で問題が生じやすい。しかも、養父母は、安定した愛着スタイルの持ち主ではなかったようで、安定した愛着が築けなかった。その後、ジョブズは、長く自分のアイデンティティの問題を引きずることになる。子どもの頃のADHDや大学生の頃のドラッグ体験、禅への傾倒も、ジョブズが抱える愛着障害が、その根底にあったと考えられる。

そんなジョブズには、小さい頃から、現金なところがあった。ただでは動かなかったのだ。勉強に対して、まったくやる気のないスティーブ少年だったが、担任になった女性教師は、彼には本当は高い能力があることを見抜くと、スティーブ少年の心を動かすとっておきの方法を用いた。彼の頑張りに対して、文字通りに「報酬」を出したのである。俄然やる気を出したスティーブ少年の成績は目覚ましく改善し、飛び級するほどに急上昇したのである。

勉強だけが人生ではない

自ら事業を起こし成功するという人にも、このタイプが多い。誰もが大成功するわけではないが、日本経済の成長をこれまで下支えしてきた中小企業の経営者たちは、むしろこのタイプであった。人に使われるよりも、自営業で成功するというケースが多いのも、このタイプの人である。このタイプが有効に能力を発揮できているかどうかが、ある意味、経済の成長力にもかかわるのである。

ところが、この二、三十年、このタイプの能力がうまく活用されなくなっている。その要因として、産業構造が製造業からサービス業や情報産業へと軸足をシフトさせてきているということもあるだろうし、モノづくりにおいても、熟練の技がIT技術に取って代わられているという現実もあるだろう。

しかし、いくら世界がIT化しようと、イタリアやスイスのブランドに代表されるような精巧な熟練の技が高い付加価値を生み出し、他ではまねのできないニッチ産業を発展させることも可能だとすると、真の原因は、このタイプの能力を伸ばす教育が行われてこなかったことにあり、教育システムの失敗が匠《たくみ》の技を廃れさせてしまったというのが真相に思える。

一つには、大学志向が強まり過ぎ、本来アカデミックな大学での教育に向かない子どもも大学に進もうとするため、無理をして五教科教育に長い時間とエネルギーを費やし、本来の才能を伸ばす機会を失うという構造になってしまった。オランダやスイスでは、職業教育に進むか大学教育に進むかを、子ども自らが自分の適性を知って、中学の段階から選択することが普通に行われている。大学の方が上だとか下だとかいった優劣意識はなく、その子の適性に合った進路がその子にとって最善の選択だと考えられている。

脳の情報処理の特性という点からしても、全員の子どもが同じことを学ばなければならないということ自体が無理な前提であり、一部の子どもに最初から不利な競争を押し付けることになるだけである。

発想を変えて、もっと大きな視点から進路を考える必要があるだろう。職業教育がもっと充実し、魅力的なものになることも必要だし、職業教育をもっと重視する意識改革も求められる。

一度働かせてみる

子どもが高校を休みがちになり、中退してしまうというケースが少なくない。ただ、その場合も、学校に行けなくなることをネガティブに考えない方がよい。その子には学校での教育が合わないのだ。進学校の詰め込み教育に嫌気がさしているのかもしれないし、授業についていけなくなっているのかもしれない。勉強や学校という仕組み自体が体質に合わないのかもしれない。視覚空間型の子どもには、そうしたことはよくあることだ。

その場合に、子どもが働きたいとか、バイトをしたいと言い出すことがある。しかし、親の方は、勉強をして学校を卒業してもらいたいものだから、反対することが多い。だが、学校に行けなくなって自信を失った子が立ち直っていくプロセスにおいて、働くことがきっかけになるということは少なくない。勉強で行き詰まっても、他のことで自己有用感を味わえれば、それが気持ちを切り替えるきっかけになるのだ。

また、働いてみて、逆に勉強の必要性を感じ、向学心に〝目覚める〟という場合もある。その意味でも、無理に勉強に縛りつけない方が、可能性が開けるように思う。

不安や対人緊張の強さから集団場面が苦手になり、学校に行けなくなっている場合もある。しかし、普段の外出やバイトならば意外に平気だということもある。高校、大学の頃というのは、同年代の存在に対して、とりわけ敏感になりやすく、また、学校や教室といった場に特別な緊張を感じてしまうということがある。当てられて答えられないといった失敗がきっかけとなっていることもある。強がっていても案外傷ついていたりする。いったん自信がなくなると、失敗したことは避けたくなるのが人情である。それを乗り越えられる子もいるが、ある種、恐怖症のようになってしまうと、行かなければと思うほど、体が動かなくなってしまう。

そういう場合は、学校という枠組みにこだわらないことである。元気盛りの子どもが、そもそも狭い箱のような部屋に集められて勉強するということの方が、不自然なのだと思えばいい。体がそれに反発しているのだ。できないことにこだわるよりも、やりたいことやできることを、どんどんやっていった方が道が開ける。

その意味で、職業訓練はとても重要なきっかけになる。学校ではうまくついていけなかったが、技能的な分野の職業訓練には嬉々として取り組み、みるみる腕を上げるという場合もある。行きたくない高校にしがみついていた間は、遅刻や欠点ばかりだったのが、本人の興味のある分野で職業訓練を受け、見違えるように元気になるというケースもある。親が何を期待するかよりも、本人の関心と特性を見極めることが大事である。

子どもの特性を活かしきれない日本型教育

しかし、現実の公立教育は、先にも触れたとおり、高等文官試験以来の伝統を受け継ぐ、五教科主義で講義暗記型教育の名残が強く、官僚養成のための教育が、エリート教育とは無関係な子どもにまで強要されているのが現状だ。一生使うこともなければ、何の役に立つこともないことを学ばされ、しかも、その出来不出来を偏差値で分類され、平均以下とされた子どもたちは、〝劣等生〟との烙印を押され、嫌というほど自分は愚か者だという〝洗脳〟を施されて大きくなる。こんな馬鹿げた教育があるだろうか。

では、そこで優秀な成績を挙げられた子どもは安泰かと言えば、そうでもない。彼らは学業で自己否定を刻まれることはなく、恵まれた学校時代を過ごすことができるかもしれないが、社会に出てみれば、学校で身につけた知識や能力が大して役に立たないという点では同じことだ。実践的な能力や社会的な能力を養うという点においては、五教科主義や講義暗記型の教育はむしろ有害である。そうした能力を伸ばすどころか損なってしまう。役人の世界だけで通用するような公文書作成の技術を身につけたところで、それはビジネスの世界でも技術の世界でも人に奉仕する世界でも大して役には立たず、実質よりも形式ばかりを整えるというくだらない体質を身につけてしまう。そうした教育をやり続けた結果が大戦への参戦及び敗戦であり、それにも懲りずに同じことを、もっと愚かな仕方でやり続けた結果が今日の凋落《ちょうらく》である。

松下幸之助にしろ本田宗一郎にしろ、日本の繁栄を築いた人々は、高等教育とは無縁なところで叩き上げられてきた人たちであった。その頃は早くから仕事に就き、現場で力量を磨いていったので、視覚空間型の人にとっては教育の弊害を受けることが少なかったのである。誰もかれもが高校や大学に進むようになったとき、適性とは異なる教育を受け、能力を活かすどころか無駄にしてしまう人が増えたと言えるだろう。

必要なのは、それぞれの子どもの特性に応じた教育であり、視覚空間型の子どもには、そうした特性を伸ばせる教育の中身と方法が求められるのである。

(2)視覚言語型の才能を伸ばすコツ

視覚言語型の発達の特性

視覚言語型の特徴は、他の子どもと遊んだり体を動かすことよりも、本を読んだり、調べたり、考えたりすることに興味をもつことである。読書が好きで、ことに自分の興味のある領域の本を熱心に読み漁る。

文字を覚えるまでは、むしろこのタイプの子どもの発達はゆっくりに見えることも多い。社会性や情緒的な発達においては、幼いという印象をもたれることも多い。難しい言葉を覚えたりする傾向は見られるものの、話し言葉の発達も緩慢で、状況に応じて適切な会話をするといったことは、およそ苦手である。

したがって、幼稚園か小学校低学年の頃までは、能力的に劣っているようにみられる場合もある。しかし、文字言語や数字を扱う勉強が本格化するにつれて、このタイプの子どもたちは、その能力を発揮し始める。記憶力も優れていることが多く、難しく抽象的な内容になるほど強みをみせる。定型発達の子どもが抽象的な内容ほど難しいと感じがちなのに対して、このタイプの子どもたちは、抽象的な言葉や記号の方に親近感やしっくりくるものを感じる。難しい漢語や四文字熟語の方が、日常的な会話言語よりも明解な響きがあり、心地よく感じられたりする。子どもによっては、数字や数式、記号といったもので表現された世界に魅力を覚える。

物事を図式的に整理し、知識を体系化することが好きである。そうしたシステム化する能力により、具体的、経験的な技術や知識の領域よりも、体系的で論理的な理解が必要な分野を得意とする。

このタイプの子どもにとって、読書や勉強によって知識を獲得することが、むしろ救いとなり、逃げ場となる。

ただ、コミュニケーションをとりながら、上手に人から学んでいくといったことは苦手である。自分で本を読み、調べ、独学するのが性に合っている。そこから独自の発想も生まれやすいのだが、同時にそれが苦労の原因ともなる。したがって、一つには、このタイプの特性を理解した良き師に出会うことが大切だと言える。そしてもう一つは、やはり、ほどほどには社会性を身につけ、人からも学び、また学んだものを人の中で活かすことができた方がスムーズな人生を歩みやすいのは言うまでもない。

このタイプの子どものもう一つの強みは、その集中力と凝り性である。一つのことに熱中し始めると、文字通り寝食を忘れるほどに打ち込む。関心のあることなら、大人も歯が立たないような知識を短期間に身につけてしまうが、その原動力は圧倒的な集中力と根気の良さにある。ただし、それが発揮されるのは、本当にその子が自分からやりたいと思ったことに対してだけである。このタイプの子に、無理やり何かをやらせるというのはおよそ効率が悪く、ほとんど有害なだけである。自分からやりたいと思うのを根気よく待つだけでなく、間接的な仕方で、上手に興味を刺激する必要がある。

正岡子規の場合

俳人の正岡子規は、幼い頃は引っ込み思案で、敏感で、病的なほど気が弱く、他の子とうまく遊ぶことができなかったため、近所の子どもにイジメられてばかりいた。気丈な妹が「兄《あに》さん」を守っていたというのは有名な話である。五歳のとき、能狂言の興業に連れて行かれ、太鼓や鼓の大きな音に驚き、「こわいこわい」と泣き出すので、仕方なく途中で連れ帰ったという。こうした音に対する敏感さも、非定型発達タイプの子どもに典型的な傾向である。

父親が子規が四歳のときに急死したことや祖母に甘やかされたことも、不安が強く、過敏で依存的なところを助長してしまっただろう。

そんな臆病で自信のない子規が、自信を身につけ始めるのは勉強を通してであった。特に小さい頃から子規が得意だったのは習字である。子規は伯父の佐伯半弥について五歳から習字を、祖父の大原観山について六歳から漢文を習った。子規はことに習字に熱心で、後の達筆の片鱗を見せ始めた。観山の死後も、子規は一流の先生について漢文を習い、それが子規の教養の基礎を築くとともに、読書や創作の楽しみへとつながったのである。

子規の関心をさらに育てたのは、小学校で出会った恩師である。話のうまい恩師が語る西遊記や三国志を聞くうち、子規は自分でも読んでみたくなり、貸本屋通いをして物語の世界に浸るようになった。それから後は放っておいても、自然に文学への関心と情熱は育っていくこととなった。漢文という基礎と物語を読む楽しみがうまく合致して、彼の才能を開花させ始めたと言えるだろう。十一歳のときには、友達を誘って早くも自ら雑誌を創っている。

その子の興味をとことん応援する

このタイプの子どもは、友達と遊ぶことにはあまり関心がなく、狭く深い興味の世界にのめり込むことが多い。子どもによって、個々の関心はさまざまである。昆虫採集、鉄道、天体観測、電子回路、化学実験といったものから、物語、歴史、地図、切手収集、将棋、人形芝居といったものは、昔からこのタイプの子どもの心を虜にしてきた。最近では、パソコンやゲーム、アニメ、コンピューター・グラフィックスなどが、それに取って代わりつつあるかもしれない。そこからうまく発展すれば、自然科学や工学、法律、経済、歴史、文学、言語など、その子の専門分野や職業へとつながっていくことも多い。

今日使われている発達障害の診断基準では、狭い興味という特性は障害の〝症状〟として扱われてしまう。しかし、この〝症状〟のおかげで、人類はどれほどの恩恵を被ってきただろう。この〝症状〟をもった人がいなければ、人類は今も、電気も水道もない洞穴の暗がりで、悲惨な暮らしをしていただろう。

科学者や技術者だけでなく、何らかの専門職で将来活躍するような子どもは、大抵そうした特性が備わっているものだ。そして、その才能が大きければ大きいほど、狭い興味へののめり込みようも度を越したものになる。

イギリスの動物行動学者で、『裸のサル』『マンウォッチング』などのユニークな著作で世界的に知られるデズモンド・モリスは、子どもの頃、内気で人付き合いがまったく苦手な子どもだった。デズモンド少年の興味は動物を飼うことに注がれていた。彼の友達は、庭や家中で飼っている夥《おびただ》しい数の動物たちだった。ヒキガエルだけでも、庭に百匹以上いたという。トカゲ、ヘビ、ネコ、何種類ものネズミ、カワウソ、ウサギ、イモリ、キツネ、オウム、それに魚たち。それが、遊び部屋だけでなく、台所にも食堂にもガレージにも、所狭しと置かれていた。

モリス自身が感謝しているように、母親は驚くべき寛容さで、息子の狭く偏った興味に付き合ってくれたのだ。母親の態度一つで、彼の天性の関心は育つことなく、芽を摘まれていたかもしれない。父親が戦争のときに得た病により、長く病床に臥していたため、家庭の空気も決して明るいものではなかったはずだが、母親が息子の特殊な興味に寛容であり続けたのは、賞賛に値するだろう。こんなとき、ともすると、子どもの夢を潰すようなことを言いたくなるものである。

中学に進んでパブリック・スクールの寄宿舎で暮らすことになったとき、親もとを離れ、慣れない環境に放り込まれたデズモンド少年は、当然のことながら不適応を起こした。活発でイタズラ好きな子どもたちに揉まれる悪夢のような日々に、父親の病状が悪化の一途をたどる心細い状況が重なった。

そんなデズモンド少年を救ったのが、自然誌クラブという自然を研究する部活であった。そこで彼は居場所を手に入れるとともに、一人の教師に出会う。その教師が、動物学への扉を本格的に開いてくれることになる。学校はすっかり楽しいところとなり、やがて寮生活にもなじんでいくことができた。

それでも、対人関係や社交はずっと苦手だったという。それを乗り越えるために、彼はオーバーアクションに演技することを覚えた。自信のある、面白い人物を演じるのだ。このタイプの子どもが、社会的スキルを獲得する上で、しばしば採用する方法である。デズモンド少年は、少なくとも傍目にはよくふざけて、冗談ばかり言う生徒になった。後年、彼はイギリスではテレビタレントとしても活躍することになる。

ハンディがあればあるほど、子どもは代償的な能力を発達させる驚くべき潜在力をもっている。吃音《きつおん》の少年が、作家やアナウンサーや政治家になるのは、そうした潜在力ゆえだ。それを、あたかも克服困難な〝障害〟と規定してしまえば、そこで終わってしまう。

子どもが抱えるハンディは、決して固定したものではないということだ。もっとも苦手なことが、もっとも得意なことになるということも起こり得る。もっとも中核的なハンディ自体が克服困難な場合でも、それを他の能力で代償するということが起きる。それがユニークな個性となることも珍しくない。ある時期が来ると、飛躍的な発達が起きて、遅れを一気に挽回するという場合もある。子どもの発達の仕方は、もともと一様ではないのだ。むしろ、それを固定的な〝障害〟としてみる見方が、その解消的で、建設的な発展を妨げないか危惧される。

モリスのエピソードが教えてくれるもう一つの教訓は、その子が自発的に示す興味や関心こそが宝物だということだ。子どもは、たとえ一つの狭い領域であれ、自分の存在価値が認めてもらえる世界をもつだけで、元気でいられるものだ。それを奪って、代わりに何を与えようと、元気になるわけがない。狭い狭いというが、創造的なものは、すべて狭い興味から生まれると言っても過言ではないだろう。狭く見えるのは、われわれが彼の関心について何も知らないからだ。彼の視野に立てば、そこには豊饒《ほうじょう》な世界が広がっている。

狭く限られている興味といっても、多くのケースでは、その対象が時間とともに少しずつ変化・発展していくものだ。ほどほどのところで熱中が冷めて、さらに高次な関心・対象へと興味が脱皮を遂げていくと、新たな可能性が広がっていきやすい。つまり適度に飽きてくることも大事なのだ。

また、受動的な楽しみ方から自分が作り出す楽しみ方に変わっていけるかも、一つの鍵になる。パソコンにしろゲームにしろ、既製のソフトに遊ばれるのではなく、自分が作って遊ぶという域にまでたどり着くことができれば、それは専門分野や職業へとつながっていく。

その意味で、商品が高度な技術で完成され過ぎていることは、それを楽しむという受け身のところにとどまってしまうので、子どもにとってはマイナスになる。そこに、現代の子どもの不幸がある。素朴な遊びや玩具の優れた点は、すぐに飽きるだけでなく、それに改良を加えたり、違う遊び方をしたりすることが容易にできるということだ。あまりに完成された遊びは、もはや〝遊び〟の余地がなくなってしまう。

ヒッチコックの場合

映画監督のアルフレッド・ヒッチコックも、子どもの頃から対人関係が極度に苦手で、孤独と一人遊びを好んだ。あまりに内気で幼いので、両親はアルフレッド少年を通常よりも一年遅らせて小学校に上がらせたほどだ。

非定型発達の子どもによくみられるように、アルフレッド少年も、狭い領域への関心を示した。アルフレッド少年のこだわりは、地図や時刻表に対する興味であった。家の壁には巨大な地図が貼られ、テムズ川を航行するすべてのイギリス船舶の位置が記してあったという。その位置は、当然、毎日移動する。

それ以上にアルフレッド少年が熱中したのは、時刻表だった。「文学として読むんだ」と後にヒッチコックは語っている。彼はまだ小学校にも上がらないうちに、イギリスのほとんどすべての鉄道の時刻表を暗唱することができたという。規則通りの秩序に従ってすべてが動いていく巨大なシステムに、このタイプの多くの子ども同様、魅了されたのである。

それ以外にも、彼は物語のプロットを創ってノートに書き、順番を入れ替えたりして楽しんでいた。それが彼にとっての〝ゲーム〟だった。友達はほとんど一人もおらず、そうしたゲームに一人でふけるのだった。

アルフレッド少年にみられたもう一つの特性は、物事をじっと冷徹に観察することだった。友達と遊ぶこともなく、スポーツもまるっきりダメだった彼は、ただ他人のやることを傍観者としてじっと見ているのだ。

そして、アルフレッド少年は、このタイプの子どもにありがちなように、神経が過敏で不安感の強いところがあった。暗闇を怖がる癖は大人になっても治らなかった。恐怖を作品のテーマとすることには必然性があったのだ。

父親はロンドンの下町イーストエンドで青果店を営んでいたが、後に鮮魚も扱うようになる。特別貧しくもないが特別裕福でもなかった。しかし、母親はアルフレッド少年を可愛がり、家族でよく演劇を見にも出かけた。良い教育を受けさせようと、難関の私立学校に進ませている。しかし、イエズス会の厳しい規則の学校は、アルフレッド少年にはあまり合わなかったようだ。それでも、物覚えの良かったアルフレッド少年は、成績優秀賞を取っている。

だが、父親の健康が次第に衰え、家計が逼迫《ひっぱく》したため、アルフレッド少年は、十四歳で中等教育を終え、家業を手伝いながら、将来の就職に備えて電気や製図、金属加工などの夜間講座に通った。十五歳のとき、父親が亡くなると、母親の生活も彼が支えなければならなくなった。彼は電信ケーブル会社に職を見つけ、生活の資を得るために働き始める。しかし、そんな状況にあっても、心の中に湧き上がるものを捨てきれなかったヒッチコックは、夜間講座に通って、美術史や経済学、それにデッサンや油絵も学んだ。

十六歳のとき、ヒッチコックはエドガー・アラン・ポーの作品に出合う。それまでも、チェスタートンなどの推理小説を好んで読んでいたが、ポーは、彼に強い衝撃を与える。やがて彼は、自分でも創作を行うようになり、映画館にも足しげく通うようになる。そして二十一歳のとき、チャンスが訪れる。字幕デザインの仕事に応募し、作品が採用されたのだ。最初はパートタイムで、電信ケーブル会社と掛け持ちだったが、二年後に正社員として採用される。すかさず今度は、脚本にも美術の仕事にも、「やります」と手を挙げ、秀逸なアイデアで次々チャンスをものにしていく。対人関係には臆病だったが、仕事に対しては貪欲だった。そこから、後の巨匠のサクセス・ストーリーが始まったのは言うまでもない。

ヒッチコックのように社会的に不器用な若者が、映画業界でみるみる頭角を現すことになったのは、従来の能力とは異なる能力を必要とする分野が登場したことを示している。言語的能力以上に映像的な能力に長けた、新たな才能が求められるようになったのだ。社会的能力に難があっても、そんなことはあまり問題にならなかった。必要とされる能力は、社会性の能力ではなかったからだし、そうした能力はいくらでも補える人がいたからだ。

たとえば、ヒッチコックは自ら脚本を書いたものの、くだけた会話を書くのは苦手で、その部分は専用の脚本家に書き直させたという。一人の人間が、すべての能力を何もかも備える必要はないのである。特に今日のような分業の時代にあっては。

会話より文字言語に強い

このタイプの人は、ほぼ例外なく本が好きである。しかし、会話や話し言葉を巧みに使いこなすことは苦手な傾向がみられる。同じ言葉でも、文字となった言葉に強い。この特性は決して短所ではなく、このタイプの人が将来、人生を楽しむためにも、職業的能力を獲得し経済的に自立するためにも、大いに活かすべき強みである。

くだけた会話は苦手でも、読書や数学などで磨かれた論理的思考力には優れているので、理詰めで議論したり、相手を説得したり、説明したりするのは得意だ。そのベースとして読書は重要だと言えるだろう。

それに加えて、人の話や説明を聞く、質問する、自ら発表する、討論するといった訓練を積み重ねることが、実践で使える能力を育てる。その意味で、学校でのトレーニングの役割も大きい。ただ、問題は、学校の授業の内容やレベルが、このタイプの子どもには往々にして退屈で、つまらないものにしか感じられないということである。学校の授業はもともと平均的なものになりがちなので、深く掘り下げることが好きなこのタイプの子には物足りず、あまり刺激にならないのだ。

その意味で、子どもの興味を掻き立てるのが上手な教師に出会えることは、幸運である。教師自身がその分野が好きで、生き生きとした好奇心や遊び心をもち、探究することの醍醐味を知ってあの手この手で子どもたちの興味を惹いてくれると、どんな子どももわくわくしないではいられないだろうが、とりわけこのタイプの子どもは強い触発と影響を受ける。

親としてできることは、そうした教師がいる学校に子どもを通わせることだろうが、制度的な制約もあって、運任せの部分が大きい。学校側も教科の狭い枠にとらわれず、子どもの興味を刺激できるような特別授業やセミナーを増やすとよいだろうし、保護者の側も学校という枠を超えて、子どもが触発を受ける機会をできるだけ作ってやることも一つだろう。

飽くことのない疑問こそ原動力

このタイプの子どもは、しばしば大人が当たり前に思っていることに、「どうして」「なんで」と際限なく質問してくる。ときには同じことを何度も聞いてくることも多い。

それに付き合うのは、なかなか面倒で骨が折れることも多い。この際限のない質問にも二つの場合がある。一つは、好奇心の豊かな子にみられるもので、「なぜ」という疑問がとめどなく溢れてくるという場合だ。そして、もう一つは、愛着不安が強い子どもや通常のコミュニケーションが苦手な子どもにみられる場合で、かまってほしいという気持ちを、質問するという形で満たそうとしていたり、「なぜ」と問うことが、その子なりのコミュニケーションの取り方になっている。ときには両者が混じっていることもある。

前者の場合には疑問を感じ、それを質問するという癖が、その子が伸びていく原動力となっている。それを否定してしまうと、その子の存在の在り方や成長自体を否定するようなものである。なぜと考えることが、このタイプの子にとってはとても本質的なことなのである。

できるだけその子にわかるように答える努力をすると、こちらもわかっているつもりになっているだけで、実際にはそれほどわかっていないということを思い知らされたりする。その子にわかる言い方を見つけることは、こちら側の表現やコミュニケーションの能力を磨くことにもつながる。

際限なく同じ質問をするときは、こちらの説明ではしっくりこないというときが多い。しっくりフィットする説明がなされると、嬉しそうに微笑んで納得したという顔になり、同じ質問をしなくなるものだ。

質問することは伸びるチャンスだと思って、それをさらに高次の気づきや発見につなげていけるような機会に利用したい。

一方、愛情や関心不足の子どもやコミュニケーションの苦手な子どもが、質問することでかかわりを求めている場合、鬱陶《うっとう》しがる対応をすることは、まさに傷口に塩を塗るようなものである。唐突な質問をするという形でしか甘えたり話しかけられないのだ。よく耳を傾け、こちらからもいろいろ聞いたり、話したり、体を使って遊んだりして、かかわり不足が解消され、またコミュニケーションの取り方のレパートリーが増えれば、自然とそうした同じ質問は姿を消す。

整理収集癖を活かす

このタイプの子どもは、整理したり収集をしたりするのが好きなことが多い。その一方で、乱雑だったり片づけが苦手だったりすることもある。整理好きな習性をうまく伸ばして、よい習慣をつけられるかどうかが、その子の管理能力や情報整理能力を育めるかどうかを左右する。

整理するのが好きで関心を示したら、整理に適した区分けされたボックスやファイル・ホルダー、引き出しの多い戸棚などを本人用に与えて、それに分類、整理する楽しみを覚えさせる。そうしたことに関心が高まる時期があるので、そのときにしっかりサポートするとよい。文房具や本も種類ごとに置き場所を決め、その子が整理しやすいようにする。

少し年齢が上がると、知識や情報を整理する方法も教えるとよいだろう。テーマごとにファイルを作り、背表紙にテーマ名を貼り付ける。Z式ファイルやクリアファイルのようなものに、調べたことや関係するコピー、切り抜き、書き写したメモなどを分類し、綴《と》じていく。あらたに調べたことがあれば、そこに追加していく。必要なものは追加し、要らないものは外せることを教える。そうした操作をするうちに、知識というのは自然に整理されるものだからだ。情報が増えれば増えるほど、それが整理されていくという楽しさを味わうと、学ぶことがいっそう面白くなってくる。この技術を身につけると、その後、中学、高校、大学と、扱う知識の量が急増し、膨大になっても、難なく対処できる。

場当たり的な勉強の仕方しか身についていないと、知識の量が増えてくると、もう太刀打ちできなくなってしまう。手に入れた知識をファイルする技術が、このタイプの子どもの学ぶ楽しさを倍増し、知識の定着にも役立つ。ファイルを作っていく過程で、勉強するつもりはなくても自然に知識が身についていくものである。自分が作ったファイルを見返すだけで、全体の復習が簡単にできる。システム化することが大好きなこのタイプの子どもには、こうした方法がとても合っている。

ところが、そうした技術を身につけるのにはやはり臨界期があって、身につけやすい時期に訓練を怠ってしまうと、なかなか後からは身につかない。頭の中でも知識や情報がゴチャゴチャになってしまい、試験でも実践でも穴だらけになって、力を発揮できない。知識が豊富なはずなのに、なぜか成績が悪い、いい仕事や業績につながらないという場合、整理する力が身についていないということがある。

ビル・ゲイツの場合

マイクロソフトの創業者のビル・ゲイツも幼少期、社会性の面での発達に課題を抱えた非定型発達の子どもであった。学校から、学年を遅らせてはどうかと勧められたほどであった。他の子どもと遊ぶことに関心がなく、一人遊びに熱中し、イタズラばかりするわが子を、父親は「頭痛の種」と感じていたが、元教師だった母親は、ビル少年の良き理解者だった。彼女は決して強制せず、本人の主体性を尊重したかかわりを心がけたという。また、否定的なことを言わず、息子の優れた側面にいつも目を注ぐようにしていた。

母親はビル少年が幼い頃から本を読み聞かせることを習慣にしていた。おかげで、ビル少年は本が大好きになったが、彼が特に関心を示したのは百科事典だったという。しかも、彼はAから順番に百科事典を読破してしまった。

小学校時代、得意だったのは算数で、それ以外の教科は目立って優れた成績だったわけではない。だが、両親は学校の勉強よりもビル少年の社会性を伸ばすことに意を注いだ。グループ活動や屋外での活動にできるだけ参加するように配慮した。ことに、ボーイスカウトの活動に参加したことは、ひ弱で、うじうじしていたビル少年を、身体的にも社会性の面でも鍛えるのに役立った。

また、ゲイツ家では、ボードゲームやカードゲームで一家団らんのときを過ごすことを習慣としていた。楽しい会話を交わしながら、ボードゲームやカードゲームに興じることは、ビル少年の社会的能力やコミュニケーション能力の訓練になり、また、彼に一緒に共同作業をする楽しみや戦略的な思考を教えただろう。

また、夏休みは川べりのヒュッテに友人一家とともに二週間ばかり滞在し、ヨット遊びやキャンプファイアー、探検ごっこなどで、おもいっきり遊ぶのが年中行事だった。

働く経験も有効に活用した。彼は小学生のとき、週三回、地方新聞の配達をやって、わずかながら小遣い稼ぎをしたのである。欧米では子どもに早くから仕事をやらせて、自立を促すきっかけにするということがよくやられる。大金持ちの子息であれ王子様であれ、自分で働いて、お金を稼ぐ経験をすることが賞揚される。

小学校六年のときには、コンテンポラリー・クラブという知的な子どもの集まりにも参加して、そこで活動を共にしたり、意見を戦わせたりする経験を積んだ。

十二歳のとき、彼はコンピューターと出合い、それにすっかり魅せられるのであるが、それまでに、弱かった社会性の面でも、相当な訓練を積む機会をもつことができたと言える。彼がもっと早くコンピューターと出合っていたら、コンピューターの優れた技術者になっていたかもしれないが、企業を成功させ、世界的大企業を率いるリーダーとして活躍できていたかどうかは疑問である。

小さいうちは、テレビやビデオ、ゲームやインターネットなどの映像情報メディアに時間を奪われ過ぎないことが、子どもの発達の可能性を損なわない上で重要なことに思える。非定型発達の子どもは、そうした映像情報メディアにのめり込みやすいところがある。ＡＤＨＤの子どもも自閉症スペクトラムの子どもも、ネットやゲーム依存になりやすい。重度の依存を生じてしまった場合、ほとんど社会性の発達が止まってしまうようなケースもみられる。十代の頃の興味にとらわれたまま、時間だけが経って、三十歳、四十歳と年齢だけが上がっていく。しかし、やっていることは十代のときと同じで、ひきこもって昼夜逆転の生活をしながら、起きているときはゲームやネットをして暮らしているというケースも少なくない。

二、三十年前までなら非定型発達の子どもも、成長とともに社会的体験を積んで、社会に適応できたのに、それができない人が増えている一因として、やはり映像情報メディアと過ごす時間が大幅に増えたことにより、社会的体験を積む時間がそれだけ減ってしまったということが影響しているだろう。早くからやり始めた人では、それだけ影響も深刻になりやすい。

ネットなどへの依存が強く、長時間触れる人では、ADHDやうつの傾向がみられることについては数多くの研究がなされている。無気力・無関心になり、不注意や衝動性が悪化することもある。依存性とその弊害については、すでによく知られているところだが、最近では、脳科学的にも有害性が裏付けられている。

たとえば、二〇一二年初め、中国科学院が発表した研究結果は国際的にも注目された。中国科学院武漢物理・数学研究所の雷皓《レイ・ハオ》教授らが、インターネット依存の若者十七人とそうでない若者十六人を対象に、DTI（拡散テンソルイメージング）という方法で脳の画像解析を行ったところ、インターネット依存の被験者には、眼窩《がんか》前頭野、前部帯状回、脳梁などの大脳白質で、神経繊維の走行の乱れの増加や密度の低下が認められた。こうした変化は麻薬や覚醒剤中毒の患者に特徴的なものであり、麻薬中毒と同様の変化が脳内に起きていると報告したのである。

この結果は、重度のインターネット依存が神経の発達自体に影響し、その構造自体を変成させてしまう危険を示唆するものである。麻薬や覚醒剤依存と同じように脳自体を壊してしまい、衝動性や注意力の低下、意欲や気分の問題、社会性の発達の問題といったさまざまな症状を引き起こし得るということだ。もともと年齢が上がるほど減っていたADHDの有病率が、十代後半の若者や成人で上がったり、うつが増加している一因として、長時間画面を見続け、脳の同じ回路ばかりを使う環境の影響もないとは言えないのである。

二〇一一年に韓国で示された自閉症スペクトラムの有病率二・六％（七歳及び十二歳の児童を対象）は、国単位で報告されたものとしてはもっとも高い数字となっているが、世界でもっともネット依存が深刻なのも韓国である。因果関係は不明だが、韓国では、十六歳未満の児童に対して、深夜零時から朝六時までネットゲームへのアクセスを政府が規制する事態となっている。

少なくとも脳が形成途上の低年齢の子どもが、長時間、画面を見ながら遊び続けることは避けた方がよいであろう。

画面を見る時間を減らし、生の楽しみを

ことに非定型発達の子どもでは、小さいうちから画面を見る時間は控えめにし、できるだけ生の体験や会話を増やすことが大切である。その第一歩として、食事の時間にはテレビを消して、会話を楽しむように心がけたい。また、食事の後の団らんの時間も、テレビやパソコン、ケータイの画面にばらばらに向かうのではなく、家族がコミュニケーションを楽しみながらともに遊ぶ時間をもつことがお勧めである。

そうした点から言っても、ビル・ゲイツを育てた教育は、このタイプの子どもにとって、ほとんど理想的と言えるかかわり方である。社会への関心や人とかかわることの楽しさを体験の中から自然に学べるように、その機会が十分用意されたが、それは決して強制ではなく、本人の主体性を尊重し、また楽しみに重点を置いたものであった。

本人が求める知的刺激を十分に与えたが、求めもしないものを強制したりはしなかった。本人の好奇心が芽生えてくるのに合わせて、それを追い越さないように与えられたのである。新聞配りをして働くということに彼が意欲をもてたのは、普段から物やお金を与えられ過ぎていなかったことの表れでもある。子どもは、適度な不足状態にある方が、意欲をもちやすい。

ビル少年のような子どもは、今日の基準で言えば、「広汎性発達障害」とか「アスペルガー症候群」と診断されるであろうが、かかわり方次第では、その特性を活かすとともに、社会性の点で不器用な面も十二分に補われることを示している。しかも、ビル少年のようなケースは、決して特別で例外的なケースではない。ビル・ゲイツ氏のような大成功かどうかはともかくとして、非定型発達の特性をもつ子どもが立派に社会で活躍するケースはいくらでもある。

だが、仮にビル少年に「発達障害」とか「アスペルガー症候群」といった診断が下され、障害をもった子どもとして育てられていた場合、果たしてその後の彼の人生が同じものであったかどうかを考えると、少し不安になる。そうした診断の重荷などはねのけ、理解と適切な支援によって本人の特性が活かされることを願うが、無意識的な負の呪縛が働いてしまわないか、それが心配である。

わが子を負の呪縛から守るために

発明王トーマス・アルバ・エジソンが、今日から見れば「発達障害」であったことは、よく取り上げられる話である。トーマス少年が今の時代に生きていて、同じように教室を駆け回り、イタズラをしていたら、「アスペルガー症候群」や「ＡＤＨＤ」という診断を下されたかもしれない。しかし、一つ決定的で重要な違いがある。トーマス少年は「発達障害」とは診断を受けていないということである。それどころか、彼の母親は、彼に否定的な烙印を押そうとした学校ではなく、わが子の可能性を信じたのである。

トーマス少年は校長から「馬鹿」呼ばわりされ、そのことに傷ついて学校に行きたくないと言った。母親はその事実を校長に確かめると、学校を辞めさせて、自分の手で教育をほどこす決心をしたのだ。

もし母親が、校長の言うことがもっともで、わが子に欠陥があると考えていたらどうなっていただろうか。校長に平身低頭して、わが子によく言い聞かせるから学校でも厳しく指導してくれと、校長の見解に同調していたらどうなっていただろうか。

トーマス少年は逃げ場を失い、否定され続け、自信も自己有用感も粉々に破壊されることになっただろう。母親も、トーマス少年を困り者扱いし、否定的な言葉や態度を示しただろう。トーマス少年がもっていた自分を信じる力や自分の意志によって邁進《まいしん》していく力は損なわれ、その後の偉大な発明家で事業家でもあるエジソンは育たなかっただろう。それどころか、彼はひねくれ、自己否定に取りつかれ、無気力な自信喪失者になるか、周囲を困らせることで快感を味わう犯罪者となって人生を終えていたかもしれない。

かの校長の見立てと同様、「発達障害」という診断さえも、さして当てになるものではないことを忘れてはならない。高機能自閉症やアスペルガー症候群と診断された子どもの四分の一が過剰診断だったという事実にも示されるように、一時的な状態だけをみて行う診断には、当然限界が伴う。しかも、診断自体が拡張された結果、適用範囲が五～八倍程度に広がっていることも頭に入れておく必要がある。診断にはある種のブームや流行のようなものがあり、医者は流行に遅れまいとするように、せっせと新しい診断名をつけたがる傾向もある。流行が去ってしまえば、古臭い診断名はあまり使われなくなったりもする。

しかも、診断基準は猫の目のようにコロコロ変わる。ついこの間まで、あたかも永久不変の真実であるかのように、もっともらしく使われていた診断名が、予告もなくなくなったりする。もちろん、つけられた患者に相談などあるはずもない。一部の医者が決めてしまうことだ。現場で患者を日夜診ている医者でさえ、その病名がなくなっていることを知らなかったりする。実際、DSM－Vへの診断基準の変更に伴い、これまで自閉症スペクトラム（広汎性発達障害）と診断されていた患者の一部は、診断から外れる。

今日使われている発達障害の診断基準は無論のこと、その概念自体も、もう十年もすればすっかり変わってしまっている可能性が高い。発達障害という言葉自体が、廃れ始めているかもしれない。

しかし、その診断を下された子どもの方は、そうはいかない。子ども時代にそうした診断を背負わされたことは、その子の成育史に永久に刻まれたままであろうし、その子の発達や自己観や人生に何らかの影響を与えずにはすまないだろう。だとしても、子どもはただ言われるまま、されるままになるしかない。

アスペルガー症候群と診断された子どもの約二割は、成人した段階で診断基準に該当しなくなっていると言われている。果たして、その子どもたちに「障害」という診断が必要だったのか、そうすることがベストの方法なのか、疑問が湧くのである。

「障害」という診断が、そのマイナス面を補って余りあるほどのプラスを生じる場合には、もちろんそれでよいのだが、そうでないケースが何割か存在することも否定できないように思える。子どもたちの可能性を伸ばすための行為が、子どもたちの可能性を縮めてしまうことにだけはなってほしくない。

その意味でも親は、たとえ専門家の言うことであれ、すべては鵜呑《うの》みにしないことである。その子の可能性をほんとうに信じてやれるのは、親しかいない。親が、あの校長と同じ立場に立ったとき、子どもはもう味方を失ってしまう。その時代の〝常識〟が、必ずしも正しくないということを忘れてはならない。しかも、その〝常識〟は専門家の間でも、徐々に崩れ始めているのである。

第八章　安定した愛着こそ子どもを伸ばす

安定した愛着が子どもを守る

非定型発達の子どもが、周囲の環境になじめず不適応を起こすという場合、もちろん非定型発達に伴う特性が原因となっている場合もあるが、むしろ問題は不安定な愛着に由来していることが少なくない。非定型発達があっても、愛着が安定している子どもでは、周囲の大人とも子どもとも、それなりに安定した関係を築けることが多く、また安全基地となる存在がいるので、困ったときにはそこに助けを求めることができる。

非定型発達に伴う支障がさほど深刻でなくても、愛着が不安定な場合には、適応力が大幅に低下してしまう。わざと周囲を困らせるような問題行動を頻発させたり、本音を語ることを拒否してしまうので、周囲はどうかかわればいいのかわからなくなってしまう。

非定型発達の問題と愛着の問題がどちらも深刻な場合、なおさら対応は困難になるが、その場合も改善の鍵を握るのは、周囲との愛着が、安心感のある安定したものになるかどうかなのである。

不適応の原因として、発達の問題以上に、愛着の問題がかかわっているというのが、実際のところのように思える。少々発達の問題があって非定型発達を示している場合でも、愛着さえ安定していれば、適応力や回復力が高い。

昔の親が特別偉かったわけではない

愛着が不安定になるケースが増え、養育の問題がさまざまな行動の問題にまでなってしまいやすいのはどうしてだろうか。

昔の母親が特別一人ひとりの子どもに手間暇をかけられたわけでもなさそうだ。昔は子だくさんな家庭が多く、七人、八人きょうだいというのも珍しくなかった。それだけ多いと、一人ひとりに手厚くかかわることなど物理的に不可能だ。アフリカのマリ共和国のドゴン族で行われた調査でも、子だくさんで母親の負担は大きいはずだが、八七%もの子どもが安定型愛着パターンを示した。子どもの数が一人か二人の家庭が多い、現代的な社会の方が、ずっと不安定な愛着を示す子どもの割合が高い。なぜ、そうした違いが生まれるのだろうか。

その一つの要因として考えられるのは、伝統的社会では、乳児期の間、母親は子どもを手もとから離さないのが原則であったということである。キブツの例にもみられるように、乳児を人手に預けるという状況は、子どもにとっても母親にとっても、両者の愛着を希薄にしたり、不安定なものにする危険があるということである。もちろん、すべての子どもや母親にそうしたことが起きるわけではない。もともとリスクが高い要因を抱えた、何割かのケースで問題が起きてしまうということだ。遺伝子タイプから特に日本の子どもは敏感なケースが多いと考えられる。

少なくとも一歳未満の時期に、長時間にわたって託児所などに預けることは、愛着が不安定になったり、その後行動上の問題が生じるリスクが増大することを認識しておく必要がある。

もう一つは、かつての社会では、乳児の間、どんな母親も母乳で育てていたということである。

たとえば、ジョン・F・ケネディの母ローズ・F・ケネディは、九人の子どもを育てた。ジョンは二男で、将来は大統領になると言っていたのは戦死した長男の方だった。三男のロバート、四男のエドワードも政治家として活躍した。ローズ・ケネディは自分の子育てを回想して、特別なことは何もしなかったが、人工乳が一般的になってからも、末っ子のエドワードに至るまで、母乳で育てることにこだわったと述べている。

愛着とは生物学的な現象である。小難しい理屈や言葉はあまり役に立たないのかもしれない。それよりも、生き物として大昔からやっていることが、非常に重要な意味をもち得る。愛着の生物学的な基盤が、オキシトシン・システムという授乳の生物学的基盤でもあることを考えれば、授乳を行うことが、どんな口先の言葉よりも、子どもには何の価値もわからないものを与えられるより、決定的に重要な意味をもつと考えた方が理解が容易だろう。

九人もの子どもに母乳を与えることができるということは、それだけオキシトシン・システムが活発だということである。母性的な愛情が自然に溢れていたことだろう。

自分の仕事の都合やバストラインが崩れることの方が気になってしまう現代女性は、ともすると授乳という行為を早めに切り上げてしまいがちである。しかし、それは単に母乳を与えることを中止するということだけでなく、オキシトシンの分泌を低下させるということでもあるのだ。それはホルモン環境という点で言えば、もっとも母性が高まった状態から、娘だった頃の状態に少し後戻りするということでもある。

母乳を与えるのをやめると、自分では気づかないうちに授乳中よりも潔癖になったり、不安が強くなったり、イライラしやすくなったりするだろう。母性的な状態がもつ寛容さや優しさや献身というものが少し薄まってしまう場合もあるだろう。それは子どもに対する接し方や気持ちに微妙な影響を与える。

生物学的に見ると、今日のように早い時期の離乳が行われるのは霊長類では人類だけ、それも欧米社会にだけみられる傾向で、元来は人類も、もっと遅くまで母乳を与えていたという。

文化人類学的な研究によると、七歳頃まで与えることも珍しくなかったとされる。

オキシトシン・リッチな環境に

愛着の根幹がオキシトシン・システムにあることを考えれば、オキシトシンの豊かな環境が、安定した愛着を育み、子どもにとっても、子どもを育てかかわる側にとっても、さまざまなメリットをもたらすと考えられる。うつや不安の薬としてSSRIが爆発的に使われているが、それも結局は、薬理学的にオキシトシンの分泌を高め、不安定な愛着を補い、ストレスから身を守ろうとする代償的な行為と言えるかもしれない。エクスタシーのような麻薬にもオキシトシンの分泌を高める効果がある。しかし、そうした代償的な行為には、必ず副作用が伴う。もっと自然な営みの中で、オキシトシン・リッチな環境を作ることが、子どもだけでなく、万人の幸せのために求められているとも言えるだろう。

オキシトシンの分泌を高める営みとしては、授乳や抱っこ、愛撫やマッサージといったスキンシップが重要だ。日々の生活の中で、抱っこや体を使った遊びをもっと増やしてほしい。そのとき、目を見て笑いかければなおさらよい。手を握ったり、背中を撫でたりといったことも大事である。愛着とは、理屈ではない生理的な現象なのだ。一緒に同じ行動をして、意味もなく笑うような体験が大事なのである。

オキシトシン・システムがうまく機能していない子ほど、最初は体がこわばり、警戒的でうまく乗ってこないが、根気よく働きかけていると、動きを共有する楽しさが次第に味わえ、共鳴現象が起きるようになる。一緒に笑顔を浮かべるようになれば、それが変化の兆候だ。

「オキシトシンと性格」のところでも述べたが、オキシトシン・リッチな人は、あまり細かいことにこだわり過ぎず、おおらかで寛容である。この点も、オキシトシン・リッチな環境を作る上で重要なことである。ルールや枠組みを明確にすることは大事だが、厳格になり過ぎたり、罰則でがんじがらめにするようなやり方は良くない。むしろ、良い点を積極的に評価し、悪い点は、やや大目にみるくらいでよい。それがもっとも大切なものである安心感を培っていく。

愛着パターンは変えられる

愛着という現象の大きな特徴は、遺伝要因によって決められる部分よりも、体験によって作られる部分が大きく、いったん確立した後でさえも変化し続けるということである。

不利な遺伝要因をもっている場合であっても、また、すでに不安定な愛着パターンを示している場合でも、かかわり方を変えていけば、愛着は安定していき、遺伝的特性や気質的傾向は残っていても、あまり問題がなくなり、適応がよくなり、別人のように生き生きとしてくることも多い。遺伝要因や器質的障害そのものを取り除くことはできなくても、愛着を安定したものに変えることは努力次第で十分可能なのである。親として、また支援者として、なし得る最善のことは、安定した愛着を育み、また育み直すということに尽きるように思える。

幼い時期ほど、愛着パターンは大きく変わる。遺伝要因さえも凌駕《りょうが》し得る可能性をもっている。ちょっとしたかかわり方で大きな違いを生んでいくのだ。

たとえば、オランダのファン・デン・ヴォームが行った研究は、そのことをみごとに示した。彼は生まれてすぐの段階で気難しいと判定された乳児百人を二つのグループに分け、一方のグループには通常の対応だけを行い、もう一方のグループの母親には特別な指導を行った。つまり、子どもに豊かな反応を返すことが、母親との関係を安定したものにするのに役立つということを話した上で、満六カ月から九カ月の間、繰り返し働きかけを行ったのである。その結果、指導を受けた母親では子どもに対する反応が実際に豊かになっただけでなく、生後一年の時点で愛着パターンを調べてみると、通常の対応しか行わなかったグループでは過半数が不安定型の愛着パターンを示し、回避型が特に多かったのに対して、指導を行ったグループでは大多数の子どもが安定型を示したのである。しかも、その効果は二歳の時点でも持続していた。

このように、ちょっとした指導を行うだけで、母親のかかわり方が変わり、子どもの愛着パターンにまで効果が及んだのである。それは子どもの一生までも左右することになる。母親にとっても、愛着が安定化することにより、育てやすくなり、また、その後のさまざまな苦労を防ぐことにもつながる。

この結果はまた、生まれつきの性格とか気質と思われているものも、案外、生まれてからのかかわりで形づくられた部分が大きいことを示している。回避型に相当する気質は、一昔前にはシゾイド（分裂気質）と呼ばれたりもした。近年では、シゾイドは、成人の自閉症スペクトラムではないかとも言われている。いずれにしろ遺伝要因が強いものとみなされてきたのだ。しかし、シゾイドも、実は生まれてから身につけた部分が少なくないのかもしれない。

最近、自閉症スペクトラムの子どもの親には、健常域だが自閉症スペクトラムの傾向をもった人が多いことが指摘されている。もともと自閉症スペクトラムの遺伝リスクをもつ子どもに応答的働きかけが不足すれば、その傾向を強めてしまうが、意識的に応答を豊かにすることによって予防することも期待できる。

一歳半以降の時期であっても、かかわり方を変えることによって、子どもの愛着パターンが不安定型から安定型に変化することがわかっている。

学童期になると、親や支え手との愛着の安定化を図るだけでなく、イジメや孤立から本人を守り、周囲の子どもとの愛着を安定化させる働きかけも必要になってくる。ただ、その場合、愛着スタイルが不安定な親ほど過剰反応してしまい、味方になってくれる人までも敵に回し、子どもがよけいに孤立するという事態を招きやすい。感情に走らず冷静に対処することが大事だと言える。

安定した愛着を育む

では、どのようなかかわり方が、安定した愛着を育むことにつながるのだろうか。親側のかかわり方としては、さらに何が大切なのだろうか。

エインスワースによれば、子どもが示す愛着パターンは、親のかかわり方に対する反応であり、親のスタイルを反映したものだという。エインスワースが、安定した愛着を育む上で重視したのは、感受性と応答性である。感受性とは、子どもの気持ちや欲求を感じ取ることである。応答性とは、子どもが反応や助けを求めているときに、それに応えることである。そのためには、常に関心をもって見守っていることが大事であるし、表情や感情豊かに反応するのも応答性の重要な要素である。

安定型を示す子どもの母親は、子どもが困っていると、素早くそれを察知して救いの手を差し伸べ、子どもが歓びの声を上げると、それにすかさず応答する。それに対して、不安定型の子どもの母親は、子どもの気持ちや子どもが必要としていることをうまく気づけなかったり、何の反応も返さなかったり、気まぐれで一貫性のない対応をしてしまいやすい。

まず、子どもが小さいうちは、感受性や応答性を高めるように心がけることが基本である。

ただ、それが気まぐれなものにならないようにしないといけない。あるときは過敏なほどに反応を返したのに、あるときは無関心であるというのは望ましくない。あまり差が大きくなり過ぎないようにすることも大切である。

親自身、応答性が低い場合もある。親の気質や愛着スタイル、うつ状態や年齢も影響するだろうが、仕事や自分の遊びで忙しい上に、パソコンやケータイの画面にも気をとられては、子どものことには上の空になりがちだ。一緒に過ごすときだけでも子どもの方を見るようにして、表情を豊かにし、言葉掛けや反応を増やすように心がけたい。些細なことに思えるが、大きな違いを生んでいく。

感受性は、子どもの気持ちや欲求を感じ取る能力によっても左右される。もともと相手の気持ちを推し量り、共感するのが上手な人では感受性が高いが、苦手な人では子どもの気持ちを読み取れないということが起きる。相手の気持ちを理解する能力が弱い人では、自分を顧みる能力も弱い傾向がみられる。両者は結びついた能力であり、リフレクティブ・ファンクション(reflective function)と呼ばれる。このリフレクティブ・ファンクションを高めることが、安定した愛着を育む上でも、不安定な愛着スタイルの人がそれを克服する上でも、鍵を握るとされる。

行動より心に、結果よりプロセスに目を注ぐ

では、リフレクティブ・ファンクションを高めるにはどうすればよいのか。これまでのさまざまな研究が明らかにしたことの一つは、心に関心を向けられるとき、心は育つが、心に関心が向けられないと、心は育たないということである。エリザベス・メインズは、心に関心を向ける姿勢を、「マインド・マインディドネス(mind-mindedness)」と呼んだ。

マインド・マインディドな人は、相手の行動から気持ちをくみとったり、それを言葉にするのが上手である。癇癪を起こして泣き叫んでいる子どもに、「うまくできなくて、悔しかったんだね」「自分でやろうと頑張ったんだね」と語りかけ、その子の気持ちを代弁することで、子どもは自分の気持ちが受け止められたと感じるだけでなく、自分の心のプロセスが理解できることで、気持ちをコントロールしやすくなる。気持ちをぴったり言い当てられると、興奮が収まるものである。「うまくできないので悔しかった」と自らその言葉をなぞることもある。

ただ、うまく一言で相手の気持ちを言い当てられなくても、まったく心配はいらない。相手の気持ちにヒットしていないなと感じれば、相手の反応に応じて、言い方を変えていき、やり取りの中で、相手の気持ちに響く言い方を見つければいいのだ。相手の気持ちにヒットすれば、表情が和らいだり、頷いて、その言葉を繰り返したりという反応が返ってくるものだ。何度かやり取りしながら、相手の気持ちに近づけていくというプロセスが大事なのである。

マインド・マインディドな人の特徴は、表面に表れた行動ではなく、その背後にある心に常に関心を向け、そちらを重視するということである。それは、言い方を換えれば、結果ではなく、そこに至るプロセスを重視するということでもある。逆に、マインド・マインディドでない人は、表面的な行動だけを見て判断し、プロセスではなく、結果だけにとらわれる。そうした人は、全か無かの思考パターンになりやすい。

それに対して、マインド・マインディドな人では、たとえ最終的に良くない結果であっても、そこに至るさまざまな経緯や努力や成果を見ることができる。どちらが人生により柔軟に対処でき、その人の良い面を引き出し、失敗からも学ぶことができるかは、明白だろう。マインド・マインディドなかかわりは、本当の理解や共感によって、その人をうまく支えることができるだけでなく、建設的な問題解決の方法や真の幸福を手に入れる生き方を育むことにもつながる。

まずは相手の気持ちをくむ姿勢をもち、それを繰り返し実践することである。そのためには批判や否定はせずに、また自分が言いたいこと、訊ねたいことはおいておいて、まず相手が言うことに耳を傾け、相手がしていることに関心を向ける。相手を受け止め、肯定し、関心や気持ちを共有しようとするということである。これを心がけ、実践するだけで、見えるもの、感じるものが違ってくるはずだ。すると、相手の反応もみるみる違ってくる。

自分を振り返る習慣をもつ

リフレクティブ・ファンクションを高めるために有効なもう一つの方法は、自分を振り返る習慣をつけるということである。その場合、一段高い所から、自分や相手を眺めるつもりで、何が起きたのか、ビデオモニターを巻き戻してチェックするように、冷静に見返すのである。何か問題が起きたとき、期待はずれなことがあったとき、誰かを責めたり、自分を責めて落ち込んだりするよりも、それを客観的に振り返って、何が問題だったのかを考える。すると、気持ちをくみとれていなかったり、自覚しないままに傷つけてしまっていたことが見えてくるかもしれない。そうして振り返った上で行動すると、出てくる言葉や働きかけ方も、まったく違ったものになるだろう。

それを助ける一つの方法としては、記録や日誌をつけ、あった出来事とともに、自分の対応の仕方を振り返ることである。そうすることで、自然に振り返りの力がついてきやすい。

しかし、一人で悩んでいたのでは、行き詰まってしまう場合もあるし、リフレクティブ・ファンクションの低い人では、なかなかそうしたことが苦手だということも多い。

その場合は、リフレクティブ・ファンクションが優れた人に、コーチ役、相談役になってもらうのが有効な方法である。自分のリフレクティブ・ファンクションを高めることにもつながる。リフレクティブ・ファンクションが高い人の特徴は、思いやりがあるが、感情的にならず、いつも冷静さを保ち、大きな視野に立ったバランスのよい発言をする人である。リフレクティブ・ファンクションの低い人に相談をしたりすると、ますます極端な方向に走り、混乱させられることになる。

その意味で、配偶者や支援者からのサポートは重要である。うまくサポートされると、その人のリフレクティブ・ファンクションが高まり、冷静に状況を整理し、有効な対処が行いやすくなる。

本当の安全基地となるためには

これまで述べてきたことを言い換えれば、安全基地となる存在が安定した愛着を育み、安定や成長を支えるということである。安全基地は、安心感を守るだけでなく、探索行動をバックアップする。肝心なことを放棄して、逃避するための逃げ場所になるだけでは、本当の安全基地とは言えない。安心感を与えながら、だが同時に肝心な問題に向き合わせ、考えや行動の成長をもたらすものが、本当の安全基地なのである。

そうした真の安全基地となるためには、何が求められるだろうか。これまで述べたこととも重なるが、そのことについて考えて、本書のまとめとしたい。

安全基地の第一条件は、本人の安心感を脅かさないことである。暴力は無論、言葉による非難や否定も、安心感を損ない、安全基地ではなくなってしまう。

また、安全基地となる存在自体が不安定で、悲観的な考えにとらわれていたのでは、本人も安心できない。気持ちが安定しているだけでなく、希望をもち、その子の未来を信じていることが大切である。

その意味でも、過剰に、「発達障害」といったネガティブな診断を与えてしまうことは、支え手の気持ちに負の負荷を与え、楽観的にいようとしても、いつしか視線がうつむき加減になってしまうように思える。「発達障害」と診断された子どもの親は、少なからず落ち込み、うつ状態になってしまう人も少なくない。どうにかそれを乗り越えても、またいつしか、気持ちが塞いできて、うつ状態を繰り返しているという場合もある。

そうした弊害を考慮するならば、その適用範囲が何倍にも広がっていることは、あまり好ましいことではないように思える。発達特性の異なる「非定型発達」の子どもという受け止め方で十分なのではないだろうか。

本人の安心感を守る上で、もう一つ大事なことは、本人の主体性を侵害しないことである。親が良かれと思って行うことも、本人の意思や意欲を追い越してしまうと、本人にとっては責め苦となってしまう。本来楽しいはずのことも、歓びではなく苦痛を生み出し、その子の中にネガティブな感情を鬱積させてしまう。小さい頃は親の言いなりになっていても、やがては反抗的な態度や行動上の問題となって外に向かったり、逆に内に向かうと、うつや無気力、アイデンティティの問題といった精神的症状となって、その子を苦しめることになる。ごく普通の家庭の出身者で、鑑別所に入ったり、医療少年院に送られてきたりするケースでは、親による過剰支配のケースが多い。発達の面での問題云々よりも、そうした要素の方が、大きな破綻にかかわっている。

二番目の条件としては、子どもに対して、共感的な応答を心がけるということである。もともとそうした反応が乏しいタイプの人では、特に小さな子どもとかかわるときには、意識して反応や表情が豊かになるように心がけるとよい。その効果は、実践的な研究によって裏付けられている。

子どもがかかわりを求めているのに、それに何も応えないということが積み重なると、回避型の愛着につながる。後から補おうとしても間に合わない。その意味でも、小さいうちは、できるだけ子どものそばにいて、子どもに応えてあげることが、子どもにとっては何にも代えがたい愛情の賜物《たまもの》だと言えるだろう。

何も応えないのが一番悪いが、過剰に応え過ぎるのも、子どもにとって重荷になる場合もある。本人が求めてもいないときに、一方的に応えるのも、共感的な応答とは言えないのだ。

子どもが少し大きくなり、言葉を喋り始めると、マインド・マインディドなかかわりが大事になってくる。その子の行動や反応の背後にある気持ちを、常に考えながら、結果ではなく、心のプロセスに関心を注いだ対応である。

心が育たないままに大きくなったケースで、育て直しをする場合にも、このかかわり方が重要になる。そうしたかかわりにおいては、全部パーフェクトか全部ダメかという「切り捨ての思考」ではなく、うまくいかなかったことにも良い所があるという「切り上げの思考」が求められる。それは、希望と幸福をもたらす思考である。

第三の条件として、成長を助ける統合的な視点が求められる。それには、リフレクティブ・ファンクションが問われる。その子が困っていることを受け止め、その気持ちを共有しつつ、そこを乗り越えて前に進んでいくためには、その苦しみに一緒にとらわれるだけではダメなのである。一歩先を見て、前に進んでいくために何が必要なのか、どう受け止めれば、苦しさにとらわれている気持ちから脱出して、前に進む勇気が取り戻せるのか、そこにかかわる知恵が求められるのである。対立や葛藤を受け止めつつ、それを統合し、乗り越える視点に導いていく知恵である。

それは、こちらが答えを与えるという意味ではない。自分で、答えに気づくのを助ける技術なのである。やり取りをする中で、本人の気持ちや考えを受け止め、整理し、ときには、こういう受け止め方もできるのではと提案したりしながら、少しずつ新たな視点へとたどり着くのを応援する。

そんなかかわりの中で、ある瞬間、その子は、峠の上までたどり着いたように、新しい視野が広がるのを感じる。新しい道が見えてくるとともに、自分の気持ち一つで、それに向かって歩み出せるということを知るのである。

おわりに

　歴史の振り子はとかく両極端に振れがちである。遺伝子がもてはやされる時代には、何でも遺伝子で決まってしまうような話になる。かと思うと、精神分析が隆盛だった時代のように、すべてが親の育て方や幼児期の体験によって決まるような言い方がなされたりすることもある。だが大抵、真実はどちらか一方ではなく、両者の真ん中辺りにあるものだ。

　この二、三十年の間、遺伝要因によってほぼ決定されるものと考えられてきた発達障害は、実は少なからず養育要因など環境要因の影響を受けていることが明らかになってきた。スタンフォード大学の研究でみたように、自閉症スペクトラムでさえも、遺伝要因は四割以下であり、双生児間で共有される環境要因が五五%を占めるという報告さえ現れている。ＡＤＨＤにいたっては、もはや「発達障害」と呼び続けるべきかどうかさえ怪しくなっている。養育要因によって引き起こされる愛着障害でも、発達障害とそっくりの状態を引き起こし得るだけでなく、両者は生物学的基盤においても、かなり共通しているのである。

結局、遺伝子レベルで決定される特性も重要であるが、それだけで決まるわけではなく、幼い頃から与えられた刺激の積み重ねも、その子の発達を左右するのである。そして、中でも重要なファクターが、養育者との愛着が安定したものとして培われるかどうかなのである。

こうした新たな潮流を、養育者が責められるといった否定的な意味で受け取るべきではない。むしろ、これは希望であり、閉ざされていた可能性が開かれることなのである。遺伝要因によって決定された割合が、これまで考えられていたよりも小さいということは、適切な環境的働きかけによって、その状態を改善したり予防したりすることがもっと可能だということだ。不利な遺伝子をもっていたとしても、かかわり方で好ましい刺激を適切に与えることによって、可能性を開いてやることができるのである。実際、幼児期に自閉症と診断されたケースでさえ、一般就労が可能な状態にまで改善するケースもある。アスペルガー症候群でも、成人になった時点で、二割はその診断が外れている。もっと境界的な非定型発達のケースや養育・環境要因の関与が大きいケースでは、改善の余地ははるかに大きい。

その意味でも、一番大事なことは、その子の可能性を信じ、その子の良い面を伸ばすということだと思う。そのためにも、「発達障害」という診断にとらわれず、特性の異なる非定型発達の子どもという視点で、その子を見守ることが重要に思える。「発達障害」という診断の適用範囲は、五〜八倍に拡大している。その反省から、新しい診断基準ＤＳＭ－Ⅴでは、適応範囲が幾分狭められ、これまで「発達障害」と診断された人が、そうでなくなるケースも出てくる。診断基準といっても、時代によってコロコロ変わるものであり、それほど当てになるものではない。それに振り回されるよりも、目の前にいるわが子の可能性を信じることが何よりも大切であり、それは親にしかしてやれないことに思える。

責めを逃れ、ツケを子どもたちに回すのではなく、それに向き合い、引き受けることが今求められているのではないだろうか。われわれ大人世代の無責任と怠慢によって、困難な時代を生きることを余儀なくされる子どもたちの未来が、少しでも希望をもったものになることを願って、筆を擱《お》きたいと思う。

二〇一二年七月

岡田尊司

主な参考文献

『母子関係の理論　新版Ⅰ・Ⅱ・Ⅲ』J・ボウルビィ著、黒田実郎他訳、一九九一、岩崎学術出版社／『愛着と愛着障害』V・プライア、D・グレイサー著、加藤和生訳、二〇〇八、北大路書房／『シック・マザー』岡田尊司著、二〇一一、筑摩選書／『愛着障害　子ども時代を引きずる人々』岡田尊司著、二〇一一、光文社新書／『なぜ日本の若者は自立できないのか』岡田尊司著、二〇一〇、小学館／『アスペルガー症候群』岡田尊司著、二〇〇九、幻冬舎新書／『愛着崩壊』岡田尊司著、二〇一二、角川選書／『ヒッチコック――映画と生涯　上・下』ドナルド・スポトー著、勝矢桂子他訳、山田宏一監修、一九八八、早川書房／『モリス自伝　動物とわたし』デズモンド・モリス著、鶴田公江訳、小原秀雄監修、一九八八、角川選書／『トム・クルーズ　非公認伝記』アンドリュー・モートン著、小浜杳訳、二〇〇八、青志社／『伝記　正岡子規　新装改訂版』松山市教育委員会編著、二〇一二、松山市民双書二〇／『幼き日のこと・青春放浪』井上靖著、一九七六、新潮文庫／『赤毛のアン』L・M・モンゴメリー著、掛川恭子訳、一九九九、講談社／『まさき君のピアノ』橋本安代著、二〇一二、ブックマン社

Grossmann, K. E. et al. “Attachment from infancy to adulthood : the major longitudinal studies.” the Guilford Press, 2005

Don Mordasini, “Wild Child : How you can help your child with attention deficit disorder(ADD) and other behavioral disorders” The Haworth Press, 2001

Bruce F. Pennington, “Diagnosing Learning Disdorders 2nd Edition” The Guilford Press, 2008

Cornelia Jantzen, “Dyslexia : Learning Disorder or Creative Gift?” translated by Matthew Barton, Floris, Books 2009

Graham Music, “Nurturing Natures : attachment and children’s emotional, sociocultural and brain development” Psychology Press, 2010

Bowlby, J., "The nature of the child's tie to his mother." Int J Psychoanal 39(5), 1958

Bakermans-Kranenburg, M. J. and M. H. van Ijzendoorn, "Oxytocin receptor (OXTR) and serotonin transporter (5-HTT) genes associated with observed parenting." Soc Cogn Affect Neurosci 3(2), 2008

Bakermans-Kranenburg, M. J. et al., "DRD4 genotype moderates the impact of parental problems on unresolved loss or trauma." Attach Hum Dev 13(3), 2011

Casey, J. P., et al., "A novel approach of homozygous haplotype sharing identifies candidate genes in autism spectrum disorder." Hum Genet 131(4), 2012

Chen, C. et al., "Population migration and variation of dopamine D4 receptor(DRD4) alle frequencies among the globe." Evolution and Human Bevavior 20(5), 1999

Rutter, M. et al., "Quasi-autistic patterns following severe early global privation. English and Romanian Adoptees (ERA) Study Team." J Child Psychol Psychiatry 40(4), 1999

Heussler, H. et al., "Prevalence of autism in early 1970s may have been underestimated." BMJ. 323(7313), 2001

Palmer, R. F. et al., "Explaining low rates of autism among Hispanic schoolchildren in Texas." Am J Public Health 100(2), 2010

Pinto, C., P. et al., "ADHD and infant disorganized attachment: a prospective study of children next-born after stillbirth." J Atten Disord 10(1), 2006

H. van den Boom, "The influence of temperament and mothering on attachment and exploration: an experimental manipulation of sensitive responsiveness among lower-class mothers with irritable infants." Child Dev. 65(5), 1994

著者略歴

岡田尊司
おかだたかし

一九六〇年香川県生まれ。精神科医。医学博士。作家。
東京大学哲学科中退。京都大学医学部卒。同大学院医学研究科修了。
現在、京都医療少年院勤務。山形大学客員教授。
発達障害やパーソナリティ障害治療の最前線に立つ。
著書に『アスペルガー症候群』『境界性パーソナリティ障害』
『人はなぜ眠れないのか』『あなたの中の異常心理』（以上、幻冬舎新書）、
『愛着障害』（光文社新書）、『愛着崩壊』（角川選書）、
『パーソナリティ障害』『子どもの「心の病」を知る』
（ともにPHP新書）などがある。
小説家・小笠原慧としても活動し、作品に、
横溝賞を受賞した『DZ』『手のひらの蝶』
『風の音が聞こえませんか』（以上、角川文庫）などがある。

幻冬舎新書 267

発達障害と呼ばないで

二〇一二年七月三十日 第一刷発行
二〇一二年八月二十五日 第三刷発行

著者 岡田尊司

発行人 見城 徹
編集人 志儀保博

発行所 株式会社 幻冬舎
〒一五一-〇〇五一 東京都渋谷区千駄ヶ谷四-九-七
電話 〇三-五四一一-六二一一(編集)
〇三-五四一一-六二二二(営業)
振替 〇〇一二〇-八-七六七六四三

ブックデザイン 鈴木成一デザイン室

印刷・製本所 中央精版印刷株式会社

GENTOSHA

Printed in Japan ISBN978-4-344-98268-0 C0295
お-6-6
幻冬舎ホームページアドレス http://www.gentosha.co.jp/
*この本に関するご意見・ご感想をメールでお寄せいただく場合は、comment@gentosha.co.jp まで。

岡田尊司
あなたの中の異常心理

精神科医である著者が正常と異常の境目に焦点をあて、現代人の心の闇を解き明かす。完璧主義、依存、頑固、コンプレックスが強いといった身近な性向にも、異常心理に陥る落とし穴が。

星野仁彦
発達障害を見過ごされる子ども、認めない親

ADHDやアスペルガー症候群などの発達障害の子どもが激増している。どうすれば発達障害児を見抜き治せるのか。ADHDを抱えながら医師になった著者が障害児の現状から治療法までを解説。

諸富祥彦
人生を半分あきらめて生きる

「人並みになれない自分」に焦り苦しむのはもうやめよう。現実に抗《あらが》わず、今できることに集中する。前に向かうエネルギーはそこから湧いてくる。心理カウンセラーによる逆説的人生論。

竹内一郎
その癖、嫌われます

本人は無自覚だが、癖ほど他人を不快にさせるものはない。仕事や恋愛でよい結果を得られず、「見た目」を磨こうとする人がいるが、癖を直す方が何倍も効果的。ストレス過多の現代人必読の書。

幻冬舎新書

松井孝嘉
首こりは万病のもと
うつ・頭痛・慢性疲労・胃腸不良の原因は首疲労だった！

「原因不明」や「ストレス」と診断される数多の体調不良の原因は、首にある！　うつむき姿勢で起こる首のこりが心身をむしばんでいることを指摘し、首を酷使する現代人に警鐘を鳴らす一冊。

長嶋一茂
乗るのが怖い
私のパニック障害克服法

パニック発作に見舞われてから十年あまり、病との闘いを繰り返し、「おおむね健康」といえる心身に。その克服法は「孤独と飢えを味方にする」という考えをベースに自分をシンプルにするというものだった。

緒方俊雄
慢性うつ病は必ず治る

投薬治療中心の現在の精神科では敬遠される「慢性うつ病」。しかし家庭や仕事など現実を直視し抑えてきた感情を解放すれば、慢性うつ病は必ず治る。カウンセラーが心との向き合い方をアドバイス。

浜六郎
認知症にさせられる！

不要の薬を何種類も飲み続けることで、認知症にさせられてしまう悲劇を、どうしたら防げるか。間違いだらけの診察・投薬から家族を守るための薬の知識。処方されたら要注意の薬剤リスト付き。